Michael Elies, Annette Kerckhoff
Diagnose Krebs

Was tun bei ...

Diagnose Krebs

Mehr Lebensqualität durch Homöopathie

Michael Elies,
Annette Kerckhoff

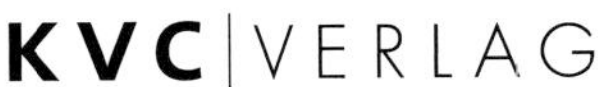

KVC Verlag | Natur und Medizin e. V.
Am Deimelsberg 36, 45276 Essen
Tel.: (0201) 56305 70, Fax: (0201) 56305 60
www.kvc-verlag.de

Elies, Michael; Kerckhoff, Annette
Diagnose Krebs – Mehr Lebensqualität durch Homöopathie

Wichtiger Hinweis: Jede Dosierung oder Applikation erfolgt auf eigene Gefahr des Benutzers. Geschützte Warennamen (Warenzeichen) werden nicht besonders kenntlich gemacht.

ISBN 978-3-96562-079-7

2., bearbeitete Auflage

Umschlaggestaltung: eye-d Designbüro, Essen
Druck: Rudolf Glaudo GmbH & Co. KG, Wuppertal

Geleitwort

Diagnose Krebs. Im Titel wird schon das Besondere an diesem Buch deutlich: Es setzt bei der Diagnose an. Und das ist auch das Besondere an der Homöopathie: Man kann schon den ersten Schock bei der Diagnosestellung behandeln. Denn für einen Homöopathen geben die Geistes- und Gemütssymptome, ganz in Hahnemanns Worten, „oft am meisten den Ausschlag“ bei der Wahl des Arzneimittels.

Der Praxisteil des Buches umfasst das Diagnosetrauma, das Therapietrauma und die Nachsorge und spannt damit einen weiten Bogen.

Das Buch ist für Patientinnen und Patienten geschrieben und gleichzeitig für Therapeuten interessant. Viele Krebspatienten suchen Hilfe bei einem komplementärmedizinisch arbeitenden Arzt oder Therapeuten, der ihnen dabei hilft, die Therapie besser zu überstehen und danach wieder auf die Beine zu kommen. Entsprechend sind die Angaben des Autors als Beitrag zur Linderung von Nebenwirkungen, zur seelischen Stabilisierung und zur ergänzenden Behandlung gedacht.

Dr. Michael Elies, seit vielen Jahren beratender Arzt und Mitglied im Vorstand von Natur und Medizin, hat in seiner Praxis viele Krebspatienten behandelt und begleitet und teilt nun seinen großen Erfahrungsschatz mit uns.
Es gibt bisher keinen vergleichbaren Ratgeber. Ich freue mich daher ganz besonders über dieses Buch, denn ich bin sicher, dass jede und jeder Betroffene daraus Nutzen ziehen kann.
Es kommt hinzu, dass die Behandlung und Begleitung von Krebspatienten ein besonderes Anliegen von Frau Dr. Carstens, unserer verehrten Stifterin, war. Und sie hat sich regelmäßig bei Herrn Dr. Elies Rat geholt! So vereint dieser Ratgeber wichtige Werte der Carstens-Stiftung in sich.

Essen, im März 2013, Dr. Henning Albrecht

Inhalt

Anhang 93

Einleitung

Die Diagnose Krebs trifft in Deutschland jedes Jahr etwa 500 000 Menschen, Frauen sind etwas seltener betroffen als Männer[1]. Die Diagnose ist ein Schock, eine Erschütterung, die mit unzähligen Fragen und Ängsten einhergeht. Wie geht es weiter? Welche Behandlung steht mir bevor? Wie lange werde ich noch leben?

Mit dem vorliegenden Ratgeber möchten wir Ihnen helfen, den Schock der Diagnose zu verarbeiten, die Behandlung besser durchzustehen und Ihren „inneren Arzt", die Selbstheilungskräfte zu wecken. Wir möchten eine professionelle Begleitung im Bereich der Homöopathie anraten, aber auch Vorschläge zur Selbstbehandlung anbieten.

Vom Augenblick der Diagnose an, also gleich mit dem ersten Schock, können homöopathische Arzneimittel zum Einsatz kommen. Wir möchten Sie dazu ermutigen, sich – oder Ihren Angehörigen – diese Unterstützung zu gewähren. Die in diesem Ratgeber im Praxisteil genannten Mittel sind für die Selbstbehandlung geeignet und

---

[1] www.krebsinformationsdienst.de; Stand: 2019

bei bestimmungsgemäßem Gebrauch unbedenklich. Bei allen Anwendungen, die in die Hand des Arztes gehören, ist dies ausdrücklich vermerkt. Homöopathische Arzneimittel sind Teil einer komplementärmedizinischen – d. h. die Schulmedizin ergänzenden – Behandlungsstrategie. In diesem Ratgeber geht es vor allem darum, von der Diagnose bis zur Nachsorge die Lebensqualität zu erhalten und Beschwerden im seelischen und körperlichen Bereich zu lindern, die von der konventionellen Therapie zuweilen wenig beachtet werden.

Bei einer so einschneidenden Erkrankung wie Krebs ist es natürlich auch sinnvoll, die Gesundheit neu auszurichten und dafür die Ernährung, den eigenen Umgang mit sich selbst, mit Belastungen, mit Stress zu überdenken und neu zu regulieren. Techniken der Mind-Body-Medizin wie Achtsamkeit oder Meditation, naturheilkundliche Verfahren wie die Kneipp-Therapie, die aus der anthroposophisch erweiterten Medizin erwachsene Misteltherapie, die Einnahme von Nährstoffen und Vitaminen haben sich in der integrativen Krebstherapie vielfach bewährt.

* * *

Ein Ratgeber, der in der gleichen Reihe wie das vorliegende Buch erschienen ist, widmet sich vor allem der Frage, wie die Nebenwirkungen einer konventionellen Therapie – also Chemotherapie, Bestrahlung und Operation – durch Selbsthilfemaßnahmen und naturheilkundliche Verfahren gemildert werden können.

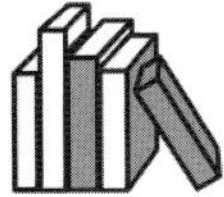

Günther Spahn, Annette Kerckhoff: Krebs und Nebenwirkungen der Therapie. Essen: KVC Verlag 2022

Grundlagen

Die Homöopathie

Anmerkungen zur Geschichte

Die Homöopathie wurde von dem deutschen Apotheker, Chemiker und Arzt Dr. Samuel Hahnemann (1755–1843) als Gegenpol und Alternative zu der Medizin seiner Zeit gegründet. „Schnell, sanft und gewiss" sollte, so Hahnemann in seinem Hauptwerk *Organon der Heilkunst,* die von ihm erarbeitete neue Arzneitherapie wirken – besonders bei chronisch Kranken. Eine solche Behauptung rief natürlich sofort Skeptiker und Kritiker auf den Plan.

Bis heute zieht sich die zum Teil hoch emotional geführte Diskussion um die Homöopathie wie ein roter Faden durch die Medizingeschichte: Auf der einen Seite steht das Problem der Wirksamkeitsnachweise der Homöopathie, welches die konventionelle Pharmakologie zu der Schlussfolgerung verleitet, Homöopathie sei Placebo-Therapie. Auf der anderen Seite gibt es eindrucksvolle Behandlungserfolge und eine ungebrochene Nachfrage nach homöopathischen Arzneimitteln seitens der Patienten, die sich in den Umfragen der Meinungsforschungsinstitute widerspiegeln. Nach Ergebnissen einer großen Umfrage des Instituts für Demoskopie in Allensbach aus dem Jahr 2009 hat sich die Zahl der Deutschen, die homöopathische Mittel einnehmen in den letzten 30 Jahren mehr als verdoppelt. Im März 2023 bestätigte eine Allensbach-Umfrage zu „Nutzung und Wertschätzung der Homöopathie in der Bevölkerung" das anhaltende Interesse an dieser Heilmethode: „60 Prozent der Bevölkerung ab 16 Jahre haben bereits homöopathische Arzneimittel genutzt."[2]

Rechtliche Situation

Der Gesetzgeber hat schon in den 1970er Jahren die Homöopathie arzneimittelrechtlich als eine sogenannte „besondere Therapierichtung" eingestuft. Dabei werden ihre Besonderheiten, unter anderem die sehr niedrigen Wirkstoffkonzentrationen, die Formulierung von Anwendungsbereichen oder die Schwierigkeiten der

[2] https://www.ifd-allensbach.de/fileadmin/IfD/sonstige_pdfs/2023_03_15_Pressemitteilung_Homoeopathie.pdf

Anwendung konventioneller wissenschaftlicher Testverfahren ausdrücklich berücksichtigt. Definiert werden homöopathische Arzneimittel über das jeweils zugrundeliegende homöopathische Zubereitungsverfahren gemäß amtlichem Arzneibuch. Ein homöopathisches Arzneimittel kann mehrere Wirkstoffe enthalten (Kombinationsmittel, Komplexmittel).
Homöopathische Arzneimittel sind in Deutschland grundsätzlich apothekenpflichtig. Wundern Sie sich nicht, wenn auf der Packung oder im Beipackzettel keine genaue Angabe über das Anwendungsgebiet genannt ist.

Man unterscheidet zwischen **zugelassenen** und **registrierten** homöopathischen Arzneimitteln: Ein zugelassenes Arzneimittel hat eine Indikation (Heilanzeige), auf der Verpackung bzw. der Packungsbeilage erkennbar als „homöopathisches Arzneimittel/Mischung bei ..." Die jeweilige Indikation muss durch wissenschaftliches Erkenntnismaterial (Studien, Literatur) gegenüber der Zulassungsbehörde belegt werden.
Die Mehrzahl der auf dem Markt befindlichen homöopathischen Arzneimittel hat keine derartige Indikation. Wenn ihre Sicherheit und Unbedenklichkeit gegenüber der Zulassungsbehörde nachgewiesen sind, werden sie als Arzneimittel registriert.

Registrierte homöopathische Arzneimittel erkennt man an der Formulierung „Registriertes homöopathisches Arzneimittel, daher ohne Angabe einer therapeutischen Indikation“ in der Packungsbeilage.
In diesem Ratgeber unterscheiden wir nicht zwischen zugelassenen und registrierten homöopathischen Arzneimitteln.

Wie wirkt Homöopathie?

Die Anwendung homöopathischer Arzneimittel zählt zu den komplementärmedizinischen Verfahren, d. h. sie ergänzt die konventionelle Medizin (lat. *complementum* = Ergänzung).
Die Arzneimitteltherapien der besonderen Therapierichtungen (neben der Homöopathie sind dies noch Phytotherapie und anthroposophisch erweiterte Medizin) folgen als Regulationstherapien einem anderen Grundprinzip als die konventionelle Medizin. Dies wird anschaulich, wenn man sich die üblichen konventionellen Krebstherapeutika vor Augen hält: Bei ihnen handelt es sich um stark wirkende Arzneimittel, häufig um Zellgifte, die darauf abzielen, die Krebszellen direkt abzutöten. Die Homöopathie versucht, eher indirekt Einfluss auf das Krebsgeschehen zu nehmen, indem sie Anstöße für eine verbesserte Eigenregulation gibt. Sie ist

also nicht als Krebstherapie im engeren Sinn einzustufen.
Als Reiz-Regulationsverfahren zielt die Homöopathie darauf ab, mit einem möglichst genau auf die jeweilige Situation abgestimmten (Arzneimittel-) Reiz die Regulationssysteme des Körpers – umgangssprachlich würde man von „Selbstheilungskräften" sprechen – anzuregen. Auch wenn es sich um eine Arzneimitteltherapie handelt, spielt der Wirkstoffgehalt des angewandten Mittels, schon aufgrund der Zubereitungsform (Potenzierung) für den Therapieerfolg eine untergeordnete Rolle.
Samuel Hahnemann selbst argumentierte, dass durch die Mithilfe des Arzneimittels eine Krankheit „künstlich erzeugt" würde, deren Auftreten die Selbstheilungskräfte erneut mobilisiere – und dadurch die natürlich vorliegende Krankheit besser überwunden werden könne. Im modernen Vokabular würde man hier von einem Resonanzphänomen im Rahmen der Reiz-Regulation zwischen der Wirkung des Arzneimittels und der vorliegenden individuellen Symptomatik sprechen.

Die Grundregeln der Homöopathie

Ähnlichkeitsregel

Die zentrale Grundregel der Homöopathie ist die so genannte Ähnlichkeitsregel. Sie wurde von Samuel Hahnemann formuliert und lautet: *Similia similibus curentur* – Ähnliches möge durch Ähnliches behandelt und geheilt werden. Dies bedeutet, dass im Krankheitsfall Arzneimittel eingesetzt werden, die beim Gesunden ähnliche Beschwerden oder Auffälligkeiten hervorrufen. Mit anderen Worten: Nicht die Wirkstoffe in einem Arzneimittel entscheiden über die Mittelwahl, sondern die Ähnlichkeit der Symptome, die diesem Arzneimittel zu eigen sind. Beispielsweise bewirkt Acetylsalicylsäure (ASS, Aspirin) bei manchen Menschen Schwindel, Ohrensausen, Asthma und Magenschmerzen. Homöopathisch wird ASS zum Arzneimittel bei Tinnitus (Ohrgeräuschen) oder Gastritis (Magenschleimhautentzündung), speziell bei Allergikern (Asthma, Heuschnupfen).

Damit in der Homöopathie eine solche Ähnlichkeit festgestellt werden kann, muss die besondere Symptomatik im Krankheitsfall genau beobachtet werden, müssen die charakteristischen Symptome des Kranken ermittelt werden. Hahnemann selbst schreibt, dass „die auffallendern, sonderlichen, ungewöhnlichen und eigenheitlichen (charakteristischen) Zeichen und Symptome des Krankheitsfalles“ hier von besonderer Bedeutung seien. Und so sind auch heute oft die ausgefallenen Symptome im Krankheitsfall diejenigen, die den Einsatz eines bestimmten homöopathischen Mittels nahelegen.

Arzneimittelprüfung am Gesunden

Für die Wahl des richtigen Arzneimittels muss darüber hinaus bekannt sein, welche Symptome eine Arznei bei einem Gesunden hervorruft. In der Homöopathie wird dies in der Arzneimittelprüfung am Gesunden ermittelt. Gesunde Versuchspersonen nehmen kleine Gaben einer bestimmten Substanz ein und beobachten und protokollieren körperliche, seelische und geistige Veränderungen. Diese Beobachtungen werden systematisiert und in so genannten Arzneimittelbildern zusammengefasst. Eine Sammlung von Arzneimittelbildern wird als Materia medica bezeichnet.

Im Krankheitsfall werden die herausragenden Symptome des Kranken erhoben („Krankheitsbild“) und nachfolgend ermittelt, welches Arzneimittel in seinem Arzneimittelbild den Symptomen des kranken Menschen am ähnlichsten ist.

Ein ungewöhnlicher Therapieansatz, der damit auch ein anderes Denken verlangt. Ein Beispiel: Während die Brennnessel als Tee aufgrund ihres Mineralstoffgehaltes und anderer Wirkstoffe eingesetzt wird, wird das homöopathische Präparat aus der Brennnessel bei genau denjenigen Beschwerden eingesetzt, die die Berührung mit der Brennnessel auslöst: Bläschen, die mit einem brennenden Gefühl verbunden sind, wie sie bei einer Nesselsucht auftreten. Kaffee wird in der Homöopathie in ähnlicher Weise beispielsweise eingesetzt, wenn es – wie bei dem späten Genuss einer Tasse Kaffee – zu Schlaflosigkeit kommt, die durch Müdigkeit, aber auch durch große Gedankenfülle gekennzeichnet ist. Zahlreiche Giftpflanzen oder tierische Gifte werden als homöopathische Arzneimittel eingesetzt, wobei die Beschwerden, die mit diesen Mitteln behandelt werden, häufig dem Vergiftungsbild ähneln.

In der Homöopathie weisen nicht nur die objektiv wahrnehmbaren Krankheitssymptome den Weg zur passenden Arznei. Auch subjektive Empfindungen des Patienten oder die Bedingungen, unter denen sich die Beschwerden bessern oder verschlechtern (Modalitäten), spielen eine große Rolle. Die individuellen, häufig subjektiven Symptome, hier auch viele psychische Symptome, sind in der Homöopathie besonders wichtig für die Wahl des richtigen Mittels. Dies zeigt sich auch im Praxisteil dieses Ratgebers.

Das Ausmaß der Ähnlichkeit

Das Ausmaß der Übereinstimmung von Krankheitssymptomen und Arzneimittelbild kann sehr unterschiedlich sein.

Die sogenannte klassische Homöopathie oder Homöopathie nach Hahnemann behandelt nicht einzelne Beschwerden, sondern erfasst den ganzen Menschen. Nach einer ausführlichen Anamnese (Erhebung der Vorgeschichte) wird dasjenige Mittel – man spricht hier auch von einem Konstitutionsmittel – gewählt, das im Bereich der körperlichen, seelischen und geistigen Symptome die größte Übereinstimmung aufweist. Die Gabe des richtig gewählten Konstitutionsmittels wirkt auf grundlegender Ebene harmonisierend. Das richtig gewählte Konstitutionsmittel kann damit nicht nur die momentan vorherrschenden Beschwerden lindern oder gar beheben, sondern nimmt auch Einfluss auf die Erkrankungsneigung und die Psyche.

Alle empfohlenen homöopathischen Einzelmittel werden in einer kurzen Arzneimittellehre (Materia medica) im Anhang beschrieben.
Eine Konstitutionsbehandlung mit individuell gewählten Einzelmitteln ist, das zeigt auch die Forschung, bei Krebserkrankungen sehr empfehlenswert. Sie kann nicht in der Selbsthilfe durchgeführt werden, sondern nur von einem erfahrenen homöopathischen Therapeuten.

Nicht immer ist eine Konstitutionstherapie möglich und notwendig. Gerade bei akuten Gesundheitsstörungen reichen manchmal ein oder zwei Charakteristika aus, um ein Mittel zu wählen, weil die Beschwerde klar umrissen ist. Hat sich bei einem solchen klar umschriebenen Anwendungsgebiet ein Arzneimittel besonders bewährt, spricht man von einer „bewährten Indikation". In Deutschland hat diese Anwendung homöopathischer Mittel eine lange, erfolgreiche

Tradition (klinische Homöopathie). In diesem Ratgeber bedienen wir uns dieser Erfahrungen speziell bei den Nebenwirkungen der konventionellen Krebsbehandlung.

Kombinationsmittel

Schon zu Zeiten Hahnemanns gab es Versuche, die Arzneifindung zu erleichtern und das Einzelmittelgebot zu umgehen, wenn die Symptomatik sich nicht eindeutig einem Arzneimittel zuordnen ließ. Man gab dann einfach die zwei oder drei ähnlichsten Mittel im Wechsel oder zusammen. In der Praxis erwiesen sich bestimmte Kombinationen als besonders wirksam, diese wurden im Laufe der Zeit als fixe Kombinationen von pharmazeutischen Unternehmen hergestellt. Sie werden auch als homöopathische Komplexmittel bezeichnet.
Durch die Kombination mehrerer Arzneimittel, in der Regel in tieferen Potenzen, wirken sie nicht so spezifisch wie individuell gewählte Einzelmittel, aber sie decken ein breiteres Spektrum ab. Wie die genannten bewährten Indikationen bieten sich Kombinationsmittel vor allem für die Selbsthilfe bei Nebenwirkungen der konventio-

nellen Therapie an, bzw., wenn die Beschreibung der Einzelmittel und Schüßler-Salze sich nicht eindeutig mit der eigenen, individuellen Symptomatik deckt.

Potenzierung

Neben der Ähnlichkeitsregel ist ein wesentliches Kennzeichen der Homöopathie das Verarbeitungsverfahren: Um Nebenwirkungen zu mindern und die Heilkraft zu steigern, entwickelte Samuel Hahnemann eine eigene Verarbeitungsform: die so genannte Dynamisierung oder Potenzierung. Dafür wird der eigentliche Arzneistoff mit einem Trägermittel (Milchzucker, Alkohol, Alkohol-Wasser-Gemische, Wasser) stufenweise verarbeitet, wobei jede Stufe nach einem bestimmten Schema rhythmisch verschüttelt oder verrieben wird, bevor sie weiter verarbeitet wird.

Die Potenzen der D-Reihe (Dezimalpotenzen) werden in Zehnerschritten, die Potenzen der C-Reihe (Centesimalpotenzen) in Hunderterschritten verarbeitet. Eine D3 bedeutet damit, dass die Ausgangssubstanz 3 x im Verhältnis 1:10 (1 Teil Ausgangssubstanz, 9 Teile Lösungsmittel) verarbeitet wurde, die D30 entsprechend 30 x im

Verhältnis 1:10. Eine C30 Potenz stellt eine Arznei dar, bei der die Ausgangssubstanz in 30 Schritten jeweils im Verhältnis 1:100 (1 Teil Ausgangssubstanz, 99 Teile Lösungsmittel) verarbeitet wurde.

Im vorliegenden Ratgeber werden vorrangig tiefe und mittlere D-Potenzen empfohlen, beispielsweise die D3, D4, D6 oder D12, da sie in Deutschland in der Selbsthilfe und der Literatur dazu seit Jahrzehnten etabliert sind.
In letzter Zeit werden (etwa vom Deutschen Zentralverein homöopathischer Ärzte, DZVhÄ) aus Gründen der Vereinfachung auch C-Potenzen, und zwar durchgängig die C12, zur Selbstbehandlung empfohlen.
Grundsätzlich ist bei hochakuten Beschwerden jede Potenzstufe möglich, im Zweifelsfall in Form der sogenannten Verklepperung (S. 37).
Manche Arzneistoffe unterliegen in tiefen Potenzstufen bestimmten arzneimittelrechtlichen Regularien (z. B. Rezeptpflicht), lassen Sie sich in einer Apotheke beraten.

Darreichungsformen

Homöopathische Arzneimittel werden als Tropfen, Verreibungen, Tabletten, Streukügelchen, aber auch als Injektionslösungen, Augentropfen, Salben oder Lotionen angeboten. Für die Selbstbehandlung eignen sich Tropfen, Tabletten und

Streukügelchen (Globuli), letztere insbesondere in der Kinderheilkunde und bei Laktoseintoleranz (Milchzuckerunverträglichkeit). Die Globuli bestehen aus Rohrzucker und schmecken daher süß.

Die Schüßler-Salze werden in der Regel in Tablettenform eingenommen. Bei Unverträglichkeit von Weizen oder Gluten (Zöliakie, Sprue) kann auf weizenstärkefreie Tabletten („karto“) zurückgegriffen werden, die Kartoffelstärke als Hilfsstoff enthalten.

Darreichungsform	**Fachbezeichnung**
Tropfen, Flüssigkeit	Dilutio (Dil.)
Tablette	Tabuletta (Tabl.)
Streukügelchen	Globuli (Glob.)

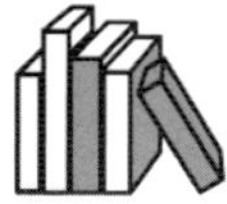

Matthias Wischner: Was ist Homöopathie? – Fragen und Antworten zur Einführung. Essen 2012

Christian Lucae: Grundbegriffe der Homöopathie – Ein Wegweiser für Einsteiger. Essen 2015

Christian Lucae: Arzneifindung in der Homöopathie. Essen 2015

Äußere Anwendung

Homöopathika werden auch äußerlich als Salben oder Lotionen angewendet. In der Regel werden damit die schmerzenden Areale 1–3 x täglich kräftig eingerieben.

Bei starker Krampfaderausbildung die Salbe nur oberflächlich auftragen oder Lotion verwenden. Nur sanft streichen, nicht reiben!
Auf bestrahlten Körperarealen, z. B. während einer Strahlentherapie, eine äußerliche Anwendung von Homöopathika nur nach Rücksprache mit einem Therapeuten! Gleiches gilt für offene Wunden während einer Krebstherapie!

Auch Salbenverbände sind möglich. Für großflächige Einreibungen ist die Zubereitungsform Lotion besonders gut geeignet.

Schüßler-Salze

Grundprinzipien

Die Therapie mit Mineralsalzen, auch als Biochemie nach Dr. Schüßler bezeichnet, wurde von dem homöopathischen Arzt Dr. Wilhelm Heinrich Schüßler (1821–1898) entwickelt. Die durchnummerierten Präparate, 24 an der Zahl, werden als Schüßler-Salze bezeichnet und zumeist mit ihrer Nummer benannt. So steht etwa Schüßler-Salz Nr. 7 für den Wirkstoff Magnesium phosphoricum, Schüßler-Salz Nr. 11 für Silicea und Schüßler-Salz Nr. 24 für Arsenum jodatum.
Schüßler war der Überzeugung, dass die Ursache von Krankheiten in einem Defizit oder einer Funktionsstörung vor allem von zwölf Mineralsalzen im menschlichen Körper bestand.
Unter einer Funktionsstörung ist dabei eine Störung der Aufnahme oder Verteilung der Mineralsalze zu verstehen: Sie sind „zur falschen Zeit am falschen Ort“. Schüßler selbst sprach von einer „Molekülverteilungsstörung“ und meinte damit vor allem das Fehlverhältnis der Stoffe in und außerhalb der Zelle: Wenn es beispielsweise einen Überschuss des Mineralsalzes außerhalb der Zelle gibt, das Mineralsalz jedoch nicht in die

Körperzelle gelangt, kommt es in der Zelle, wo die Mineralsalze gebraucht werden, zu einem Mangelzustand.

Wie wirken Schüßler-Salze?

Die Gabe potenzierter Mineralsalze zielt darauf ab, den entsprechenden Mineralstoffwechsel zu verbessern, Blockaden zu beheben, die Aufnahme der entsprechenden Mineralien aus der Nahrung zu verbessern etc. Sie dient jedoch nicht dazu, wie herkömmliche Mineralstoff-Präparate (z. B. Kalzium-, Kalium- oder Magnesium-Brausetabletten), die entsprechenden Mineralien zu substituieren (substanziell von außen zuzuführen) – dafür sind, wie bei der Beschreibung der Potenzierung deutlich wurde, die in den Schüßler-Salzen enthaltenen Mengen viel zu gering.

Aus heutiger Sicht ist die Überlegung Schüßlers durchaus plausibel: Defizit und Funktionsstörungen können durch Erkrankungen entstehen, aber auch durch einen ungesunden Lebenswandel mit einseitiger Ernährung oder Bewegungsmangel, Umweltbelastung etc. Unter solch einem Druck kann die Zelle, bildlich gesprochen, in eine „Starre verfallen“ (man spricht hier tatsächlich von einer Regulationsstarre), so dass nicht mehr genügend Nährstoffe aus der Nahrung aufgenommen werden. Die Schüßler-Salze tragen dazu bei, diese Regulationsstarre zu beheben.

Die 12 Funktionsmittel

Schüßler-Salze, auch Funktionsmittel genannt, werden in den Potenzen D3, D6 und D12 angeboten. In der folgenden Übersicht werden die 12 Funktionsmittel kurz vorgestellt.

Nr.	Schüßler-Salz, Funktionsmittel	Anwendung und Merkmale
1	Calcium fluoratum	Haut, Bindegewebe, Gelenke
2	Calcium phosphoricum	Knochen, Zähne, Mineralisation, Wachstum, Neubildung
3	Ferrum phosphoricum	Immunsystem, Entzündungen 1. Stadium*
4	Kalium chloratum	Schleimhäute, Entzündungen 2. Stadium*
5	Kalium phosphoricum	Muskeln, Nerven, Psyche

Nr.	Schüßler-Salz, Funktionsmittel	Anwendung und Merkmale
6	Kalium sulfuricum	Entgiftung, chronische Entzündungen 3. Stadium*
7	Magnesium phosphoricum	Muskeln, Krämpfe, blitzartige Schmerzen
8	Natrium chloratum	Flüssigkeitshaushalt, Blutaufbau
9	Natrium phosphoricum	Entsäuerung, Basen-Säuren-Verhältnis, Fettstoffwechsel
10	Natrium sulfuricum	Ausscheidung, Anregung von Leber, Galle, Bauchspeicheldrüse, Darm, Nieren
11	Silicea	Sehnen, Knorpel, Bindegewebe, Haut, Haare
12	Calcium sulfuricum	Eiterungen, Abszesse, chronisch-wiederkehrende Entzündungen

* zu den drei Entzündungsstadien siehe S. 64

Auch Schüßler-Salze gibt es zur äußerlichen Anwendung als Salben oder Lotionen. An dieser Stelle sei besonders auf die Schüßler-Salze Nr. 1 und 11 hingewiesen, die gerne miteinander kombiniert werden: Nr. 1 morgens, Nr. 11 abends einreiben.

Die 12 Ergänzungsmittel

Neben den 12 Funktionsmitteln gibt es im Konzept der Biochemie nach Dr. Schüßler noch 12 weitere Arzneimittel, die so genannten Ergänzungsmittel. Sie werden nach Krankheitsdiagnosen eingesetzt und sind von ihren Arzneimittelinformationen (noch) weniger umfangreich. Die folgende Tabelle zeigt die Ergänzungsmittel mit bewährten Indikationen:

Nr.	Schüßler-Salz, Ergänzungsmittel	Anwendung und Merkmale
13	Kalium arsenicosum	Durchfälle, Empfindlichkeit gegen Wetterwechsel
14	Kalium bromatum	Unruhezustände, Schlafstörungen
15	Kalium jodatum	Herzrhythmusstörungen
16	Lithium chloratum	Gicht, depressive Verstimmungen
17	Manganum sulfuricum	Blutarmut, Ermüdung, Abwehrschwäche, Kreislaufstörungen, wandernde Gelenkbeschwerden
18	Calcium sulfuratum Hahnemanni	Erschöpfung, eitrige Entzündungen
19	Cuprum arsenicosum	Neuralgien, Muskelkrämpfe, Nierenentzündungen

Nr.	Schüßler-Salz, Ergänzungsmittel	Anwendung und Merkmale
20	Kalium aluminium sulfuricum	Stoffwechselträgheit, Blähbauch (Roehmheld-Syndrom) und Verlangen nach frischer Luft
21	Zincum chloratum	Gehirn und Rückenmark, Schlafstörungen, Abwehrschwäche, Haar- und Hautprobleme
22	Calcium carbonicum Hahnemanni	Knochen und Zähne, Lymphdrüsen und Schleimhaut
23	Natrium bicarbonicum	Magenübersäuerung, Ausscheidung von harnpflichtigen Substanzen
24	Arsenum jodatum	Lymphe, scharfe Absonderungen bei Infektionen

Die Studienlage zu Homöopathie bei Krebs

Stand der Forschung

In der ersten Auflage dieses Ratgebers beschrieben wir die Studienlage zur Homöopathie bei Krebs wie folgt: „Die Qualität der wissenschaftlichen Untersuchungen ist sehr unterschiedlich und reicht von Fallberichten über Doktorarbeiten bis hin zu prospektiven, randomisierten, placebokontrollierten Multizenter-Studien." Daran hat sich (leider) nichts geändert. Kommentierende Übersichtsarbeiten zum Stand der Forschung zur Homöopathie finden sich auf den Webseiten von Wisshom, der wissenschaftlichen Gesellschaft für Homöopathie[3] und dem Institut für Komplementäre und Integrative Medizin (IKIM) der Universität Bern[4].

---

[3] www.wisshom.de/stand-der-forschung

[4] www.ikim.unibe.ch/forschung/uebersichten_zum_stand_der_forschung/homoeopathie/datenbanken_zur_forschung_in_der_homoeopathie/index_ger.html, hier speziell der Link: https://pubmed.ncbi.nlm.nih.gov/36190509/

Übersichtsarbeiten

Auch die Schlussfolgerungen, die Rostock und Saller in ihrer Übersichtsarbeit aus dem Jahr 2009 zogen, sind unverändert gültig: Sie konstatierten, dass es relativ wenige Studien zu den Effekten der Homöopathie in der Tumortherapie gibt und dass eine alternative, also alleinige homöopathische Behandlung bei Tumorerkrankungen aufgrund der Datenlage nicht zu empfehlen sei. Weiterhin stellten sie fest: „Viele Patienten berichten aber über positive Effekte auf krankheits- und/oder therapieinduzierte Beschwerden sowie ihre Lebensqualität unter homöopathischer Behandlung, was sich in den vorhandenen prospektiven Beobachtungsstudien, z. T. auch in randomisierten Studien widerspiegelt. Die wenigen Daten, die zum möglichen Auftreten von unerwünschten Wirkungen und möglicher Arzneimittelinteraktionen vorliegen, sprechen für eine gute Verträglichkeit, die auch bei Einnahme im Zusammenhang mit konventionellen antitumoralen Therapien zu erwarten ist. Eine komplementäre homöopathische Behandlung könnte vor diesem Hintergrund für eine Reihe von Patienten hilfreich sein, eine antitumorale Behandlung für den Patienten ggf. erträglicher machen und möglicherweise auch die Bereitschaft fördern, sich auf sinnvolle konventionelle Tumortherapien einzulassen (...)."[5]

Lebensqualität

Positive Effekte auf die Lebensqualität konnten durch eine neuere Studie weiter belegt werden, so dass in der S3-Leitlinie Komplementärmedizin in der Behandlung von onkologischen Patientinnen und Patienten im Rahmen des Leitlinienprogramms Onkologie (Deutsche Krebsgesellschaft, Deutsche Krebshilfe, AWMF[6]) die Homöopathie erstmals als „kann-erwogen-werden-Indikation" für die Verbesserung der Lebensqualität zusätzlich zur Tumortherapie aufgenommen wurde.

---

[5] Rostock M, Saller R: Komplementäre Therapieverfahren in der Onkologie – Homöopathie. Onkologe. 2009; 15 (12): 1243–1250

[6] Komplementärmedizin in der Behandlung von onkologischen PatientInnen, Langversion 1.1, 2021, AWMF Registernummer: 032/055OL, https://www.leitlinienprogramm-onkologie.de/leitlinien/komplementaermedizin

Streng genommen gilt diese Empfehlung nur für die klassische Homöopathie. Berücksichtigt man allerdings neben hochwertigen klinischen Studien auch anderes wissenschaftliches Erkenntnismaterial niedrigerer Evidenzklassen wie etwa Artikel und Kasuistiken (Fallbeschreibungen) in Fachzeitschriften, gibt es schon zahlreiche Hinweise, dass etwa auch Schüßler-Salze und Komplexmittel im Einzelfall zur Besserung der Lebensqualität hilfreich sein können. Die bewährten Indikationen in diesem Ratgeber beruhen maßgeblich darauf.

Behandlungskonzept und Anwendungshinweise

Die Phasen der Krebserkrankung

Aus ärztlicher Sicht lässt sich die komplementärmedizinische Therapie von Krebspatienten in drei Phasen einteilen:

1. Die erste Phase ist der Zeitraum von der Diagnose bis zum Beginn der konventionellen Therapie (mit Operation, Chemotherapie oder Bestrahlung). Diese Phase könnte man mit dem Begriff **Diagnosetrauma** beschreiben. Es geht hier vor allem darum, die Diagnose zu verarbeiten, zur Ruhe zu kommen, weitere Schritte abzuwägen und vorzubereiten.
2. Die zweite Phase umfasst die Zeit der konventionellen Therapie mit ihren verschiedenen Behandlungsmaßnahmen. Hier geht es maßgeblich darum, die Nebenwirkungen der jeweiligen Therapie zu reduzieren. So kann man in diesem Zeitraum von der Behandlung vorrangig des **Therapietraumas** sprechen.

3. Im Anschluss an die konventionelle Therapie ist der Organismus in der Regel durch Erkrankung und Therapie strapaziert. In dieser Zeit der **Nachsorge** ist von besonderer Bedeutung, dem Körper zu Regeneration und Erholung zu verhelfen, „Aufbauarbeit“ zu leisten – und auch die Seele zu pflegen, die durch den anhaltenden Stress in Mitleidenschaft gezogen wurde.

Man kann also von einer homöopathischen Mehrschritt-Therapie sprechen.

> In allen drei Phasen möchten wir Ihnen die professionelle Behandlung durch einen homöopathischen Therapeuten empfehlen. Vor allem die so wichtige Regeneration und Stärkung nach Abschluss der Therapie sollte professionell begleitet werden.

Einzelmittel, Kombinationsmittel oder Schüßler-Salze?

Im folgenden Praxisteil finden Sie, gegliedert nach den drei Phasen der Krebserkrankung, Indikationen, bei denen sich bestimmte Homöopathika, sei es als Einzelmittel, Kombinationsmittel

oder Schüßler-Salze, in der Praxis bewährt haben.
Grundsätzlich gilt folgende Empfehlung: Bei den **Einzelmitteln der Homöopathie** kommt es auf einzelne, meist auffällige **Charakteristika** an, oft aus dem Bereich der Psyche und der so genannten **Modalitäten**, die beschreiben, wann sich Beschwerden verbessern oder verschlechtern. Diese charakteristischen Merkmale werden Ihnen bei der Mittelbeschreibung auch im Text in den Tabellen auffallen. Wenn diese besonderen Merkmale Ihrem Krankheitsbild entsprechen, ist es sinnvoll, zu dem homöopathischen Arzneimittel zu greifen, da es die individuelle Symptomatik am besten trifft.

Wenn Sie innerhalb von zwei Tagen keine Reaktion auf das Mittel spüren, kann es sein, dass es nicht richtig gewählt ist oder aus einem anderen Grund nicht wirkt. In diesem Fall halten Sie bitte Rücksprache mit einem homöopathischen Therapeuten.

Die homöopathischen **Kombinationsmittel** kombinieren verschiedene Einzelmittel, sie haben daher ein breiteres Anwendungsspektrum. Sie wirken weniger gezielt und lassen sich wie die Ihnen bekannten Präparate der konventionellen Medizin bei bestimmten Beschwerden einsetzen. Wenn Sie also bezüglich der Wahl eines homöopathischen Einzelmittels unsicher sind, können Sie zu einem Kombinationsmittel greifen.

Schüßler-Salze, bei denen es sich ausschließlich um potenzierte Mineralsalze handelt, werden bevorzugt nach körperlichen Symptomen eingesetzt. Hier ist eine Kombination verschiedener Mittel in der Praxis üblich.

Mit dem nebenstehenden Bild markieren wir Empfehlungen des Autors, die sich in seiner Praxis besonders bewährt haben. Sie eignen sich vor allem für Patientinnen und Patienten, die noch wenig Erfahrung mit homöopathischen Arzneimitteln haben.

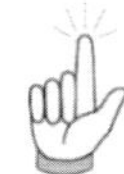

Allgemeine Hinweise zur Einnahme von Homöopathika und Schüßler-Salzen

Da die Wirkstoffe der Arzneien über die Mundschleimhaut aufgenommen werden, sollte man sie möglichst lange im Mund behalten und nicht

gleich herunterschlucken. Alkoholhaltige Tropfen können mit etwas Wasser vermischt eingenommen werden.
Nehmen Sie eine viertel Stunde vor und nach der Arzneimitteleinnahme nichts in den Mund (nichts essen oder trinken, nicht Zähne putzen oder Kaugummi kauen).
Bewahren Sie die Arzneimittel vor Licht und Hitze geschützt auf.
Bestimmte Stoffe können die Wirkung der homöopathischen Arzneien beeinflussen Daher wird vielfach empfohlen, auf koffeinhaltige Getränke (z. B. Kaffee, Cola), auf Pfefferminz- und Kamillentee zu verzichten oder ihren Genuss einzuschränken. Ebenso ist es ratsam, Präparate, die Kampfer, Menthol oder andere ätherische Öle enthalten (z. B. Erkältungsbäder, Hustenbalsam, Kaugummis, mentholhaltige Zahnpasta) zumindest unmittelbar nach der Einnahme des Homöopathikums zu vermeiden.
Die Wirkung anderer Arzneimittel wird, wenn nicht anders in der Packungsbeilage vermerkt, durch Homöopathika in der Regel nicht beeinträchtigt.

Dosierung

Homöopathische Arzneimittel werden innerlich in Einzelgaben als Tropfen, Tabletten oder Globuli verabreicht.

Achtung! Schwangere, Stillende, Kinder und Menschen mit Alkohol-/Lebererkrankungen sollten aufgrund des Alkohols keine Tropfen verwenden.

Wenn nicht anders angegeben, gilt als Faustregel für die Dosierung von homöopathischen Arzneimitteln:

- Die Einzeldosis beträgt bei Erwachsenen 3–5 Globuli, 1 Tablette oder 5 Tropfen.
- Arzneimittel in tiefen Potenzen D2, D3, D4, D6 werden 3 x täglich (z. B. morgens nüchtern, 30 Minuten vor dem Mittagessen und abends vor dem Schlafengehen) eingenommen. Homöopathische Arzneimittel in der Potenz D12 werden nur 2 x täglich eingenommen, ebenfalls nüchtern bzw. in einem ausreichenden zeitlichen Abstand zu einer Mahlzeit.
- Bei akuten Beschwerden kann die Einnahme häufiger sein, halbstündlich bis stündlich eine Dosis, bis zu 6 x täglich. Diese Dosierung

gilt für Erwachsene, und Jugendliche ab 12 Jahren. Für Kleinkinder vom 1. bis zum 6. Lebensjahr wird ein Drittel der Erwachsenendosis, für Kinder von 6 bis 12 die Hälfte der Erwachsenendosis empfohlen.

– Bei der Gabe des homöopathischen Mittels handelt es sich um einen Reiz auf den Organismus. Daher wird – wenn eine Reaktion auftritt und der Zustand sich wieder verbessert – die Dosierung langsam reduziert, das Mittel dann abgesetzt.

Verklepperung

Sind Sie unsicher bezüglich der Dosierung, hat es sich bewährt, eine Einzeldosis in einer Tasse Wasser aufzulösen und mit einem Teelöffel zu verrühren („verkleppern“) und davon 1 Teelöffel zu nehmen. Diese Methode eignet sich auch sehr gut bei hochakuten Beschwerden, bei denen durchaus alle 5–10 Minuten 1 Teelöffel von der Lösung eingenommen werden kann. Sobald Besserung eintritt oder Ausscheidungen nach der Mitteleinnahme auftreten (Schweiß, Speichelfluss, Schnupfen, Durchfall, starker Harndrang), sollte man die Arzneieinnahme beenden.

Schüßler-Salze werden üblicherweise als Milchzuckertabletten eingenommen. Bei Laktoseintoleranz kann man auf Schüßler-Salze auf Kartoffelstärke-Basis oder auf Globuli zurückgreifen.

Die Dosierungsempfehlungen in der Literatur können von Autor zu Autor erheblich abweichen. Lassen Sie sich davon nicht verunsichern. Wir empfehlen folgende Dosierung:

- Soweit nicht anders verordnet, nehmen Sie im akuten Fall alle halbe bis ganze Stunde, höchstens 6 x täglich, eine Tablette ein.
- Bei Besserung Dosierung reduzieren oder Einnahme einstellen.
- Die Methode des „Verkleppperns“ ist auch für Schüßler-Salze möglich. Dafür werden 1–3 Tabletten in einem Glas Wasser gelöst und alle halbe bis ganze Stunde ein Teelöffel voll eingenommen.

Heiße Sieben

Es gibt eine Sonderform der Einnahme von Schüßler-Salzen, die bei Schmerzanfällen und Krampfzuständen eingesetzt wird: die „heiße Sieben“. Geben Sie vom Schüßler-Salz Nr. 7 (Magnesium phosphoricum D6) 7–10 Tabletten in eine Tasse, lösen Sie die Tabletten durch Übergießen mit heißem Wasser und Umrühren vollständig auf und trinken Sie die Lösung möglichst heiß schluckweise.

Phase 1: Das Diagnosetrauma

In der ersten Phase der Krebserkrankung stehen häufig psychische Symptome im Vordergrund: Die Diagnose ist ein Schock und führt zu den unterschiedlichsten Reaktionen: manche sind wie betäubt (Opium C12), andere erleben starke Angstzustände (Aconitum D6), wieder andere möchten die Therapie möglichst schnell hinter sich bringen und empfinden eine heftige Unruhe (Arsenicum album D12). Die in den Klammern genannten homöopathischen Einzelmittel entsprechen dem jeweiligen Reaktionsmuster besonders gut. Wir sprechen in der Homöopathie beispielsweise von einem Aconitum-Zustand, wenn Todesangst im Mittelpunkt steht, und wissen dann aus dem Arzneimittelbild, dass der Patient/die Patientin sich innerlich wie erstarrt, eiskalt, fühlt. Immer wieder sieht er/sie vor sich die Situation, wie der Arzt die Diagnose mitteilte, quasi wie in Dauerschleife. Und der Patient/die Patientin empfindet diese Diagnose als Todesurteil, auch wenn es sich vielleicht nur um eine Krebs-Vorstufe handelt, die vollständig heilbar ist.

Sie sehen, bei einer Krebs-Diagnose wird es schnell grundsätzlich und existentiell! In der Praxis des Autors haben Patienten in den Gesprächen unterschiedlichste Gedanken zu ihrer Krebserkrankung geäußert, z. B. „Viele Menschen haben das." – „Der Krebs hat etwas mit in-sich-hinein-Fressen zu tun." – „Der Krebs ändert das Leben." – „Krebs betrifft den ganzen Menschen." – „Krebs ist ein Zeichen von Disharmonie." – „Was habe ich falsch gemacht?" – „Was hat das mit Umweltfaktoren zu tun?" – „Krebs ist eine ‚Hass-Krankheit'." – „Krebs hat etwas mit Verdrängung und Vermeidung zu tun, mit Loslassen-Können." – „Krebs bietet die Chance, sich zu öffnen." – „Krebs ist heimtückisch, man wird aufgefressen." – „Ich habe Angst vor der aggressiven Therapie." – „Es ist eine unheimliche Krankheit, ganz ohne Symptome."

Gerade die Phase vor Beginn der Therapie ist eine Zeit, in der es wichtig ist, in Ruhe die nächsten Schritte zu überlegen, das Für und Wider verschiedener Therapieempfehlungen abzuwägen, eventuell eine weitere ärztliche Meinung einzuholen und eine fundierte und authentische Entscheidung über die weitere Therapie zu treffen. Darüber hinaus muss in dieser Phase das

eine oder andere für die Bewältigung des Alltags überlegt und organisiert werden.
All dies ist jedoch nicht möglich, wenn man innerlich aufgerieben, aufgewühlt oder blockiert ist, sich gehetzt oder überrumpelt fühlt, die Gedanken im Kopf jagen, der Schlaf sich nicht einstellt, die Nerven blank liegen. Hier können Homöopathie und Biochemie nach Dr. Schüßler helfen, wieder etwas mehr Gelassenheit zu gewinnen.

Die im folgenden beschriebenen Arzneimittel für die erste Reaktion auf die Diagnose Krebs sind auch nützlich während der Therapiephase und in der Nachsorge. Immer wenn es dann um die Besprechung von Zwischenergebnissen, Kontrolluntersuchungen oder Planung weiterer schritte geht, gerät man schnell (wieder) in einen psychischen Ausnahmezustand!

Die erste Reaktion auf die Diagnose

Homöopathische Einzelmittel

Symptome	**Mittel**
Sie fühlen sich innerlich wie erstarrt, eiskalt, wie ein „Standbild" Ihrer selbst. Immer noch sehen Sie vor sich die Situation, wie der Arzt Ihnen die Diagnose mitteilte.	Aconitum D6
Sie sind wie betäubt, Sie verstehen eigentlich gar nicht, was gesagt wird, lassen alles an sich vorbeirauschen und über sich ergehen. Oder Sie erregen sich so sehr, dass Sie sich nachher an kaum etwas erinnern können.	Opium C12
Sie empfinden die Diagnose wie einen Schlag ins Gesicht. Sie wissen gar nicht, was Sie fragen sollen, und können auch keine vollständigen Sätze bilden. Dazu fühlen Sie eine immer schwerer werdende Last auf den Schultern.	Arnica D12
Die Diagnose ist für Sie unbegreiflich, unvorstellbar. „Das kann ja gar nicht sein." Sie reagieren paradox, z. B. mit einem Lachanfall.	Ignatia D6

Symptome	Mittel
Sie gehen schon mit weichen Knien zur Besprechung. Sie fühlen sich zittrig und schwach; viel Harndrang. Sie müssen sich irgendwo anklammern.	Gelsemium D6
Sie nehmen die Diagnose äußerlich gefasst entgegen und lehnen jeglichen Trost und Zuspruch ab. Sie wollen erst einmal alles mit sich ausmachen, auch die infrage kommenden Therapien.	Natrium chloratum (muriaticum) D 6

Schüßler-Salze

Symptome	Mittel
Für den Notfall bei Schreck und Schock! Will nicht allein sein nach schlechten Nachrichten, flüchtet sich in Scherze und Albernheiten.	Calcium phosphoricum D6 (Nr. 2)
Ihre Reaktion ist von Kreislaufstörungen begleitet, d. h. von Schwindel, Herzrasen, Ohnmacht. Aber Sie nehmen den Kampf auf!	Ferrum phosphoricum D12 (Nr. 3)

Wenn sich das Ganze setzt ...

Homöopathische Einzelmittel

Symptome	Mittel
Sie haben Angst vor dem Alleinsein. Sie nehmen alle äußeren Eindrücke intensiver als sonst wahr. Sie schwanken zwischen kurzen Phasen von Aktivität und tiefer Erschöpfung.	Phosphorus D12
Sie sind wie getrieben, wollen schnell die Therapie hinter sich bringen, haben jedoch gleichzeitig das Verlangen, sich vor der Welt zu verstecken, aber halten es nirgendwo lange aus. Sie werden jede Nacht um die gleiche Zeit wach.	Arsenicum album D12
Typisch an Ihrem Zustand ist: Sie schlafen sich in die Verschlimmerung hinein. Mit jedem Aufwachen wird der psychische Zustand schlimmer.	Lachesis D12
Sie empfinden große Wut, es kommt zu heftigen Gefühlsausbrüchen.	Staphisagria D6
Sie drehen sich um, gehen weg. Sie können nicht über Ihre Erkrankung reden – und wollen es auch nicht.	Natrium chloratum (muriaticum) D6
Die Last auf ihren Schultern wird immer schwerer. Sie lassen sich nur widerwillig auf die Ärzte ein.	Arnica D12

Homöopathische Kombinationsmittel

Löwe Komplex Nr. 9 Valeriana
Anwendung: Zur Entspannung für Patienten und Angehörige (!); bei Unruhezuständen mit Schlafstörungen
Wirkstoffe: Atropa belladonna D4, Avena sativa D1, Passiflora incarnata D1, Secale cornutum D4, Valeriana officinalis Ø
Bitte Beipackzettel beachten!

Kava Hevert Entspannungstropfen
Anwendung: Zur Angstlösung, Beruhigung und zur Entspannung verkrampfter Muskulatur
Wirkstoff: Piper methysticum (Kava-Kava) D4
Bitte Beipackzettel beachten!

Schüßler-Salze

Symptome	Mittel
Sie wirken grau, ziehen sich zurück. Traurigkeit mit Schwäche und Schlaflosigkeit.	Kalium phosphoricum D6 (Nr. 5)
Abwechselnd Blässe und Röte, Anfälle von Schwindel oder Herzrasen, aber Sie kämpfen trotz aller Widrigkeiten.	Ferrum phosphoricum D12 (Nr. 3)

Angst und Unsicherheit

Da Sie, liebe Leserin und lieber Leser, diesen Ratgeber vor sich haben, haben Sie schon den entscheidenden Schritt zur Überwindung der Angst gemacht: Sie haben sich Informationen besorgt. Angst haben wir vor dem, was wir nicht kennen. Also fragen Sie, und seien Sie sich bewusst: Es gibt keine dummen Fragen – allenfalls dumme Antworten!

Homöopathische Einzelmittel

Symptome	Mittel
Sie haben das Gefühl, einen Kloß im Hals zu haben, die ganze Situation bleibt unbegreiflich.	Ignatia D6
Sie weinen unwillkürlich, wenn Sie angesehen werden, haben regelrechte Weinausbrüche, aber Trost und Zuspruch tun Ihnen auch gut.	Pulsatilla D6
„Warum gerade ich?“ fragen Sie sich und sind insgeheim neidisch auf die Gesunden.	Lachesis D12
Nachts erwachen Sie voller Angst. Die Frage „Muss ich sterben?“ lässt Sie nicht schlafen.	Arsenicum album D12

Symptome	Mittel
Sie sind zornig auf die ganze Welt. Ihr Körper reagiert, indem Sie eine Blasenentzündung oder ein Gerstenkorn bekommen.	Staphisagria D6

Homöopathische Kombinationsmittel

Stramonium Pentarkan (DHU)
Anwendung: Nervöse Schlafstörungen, die durch seelische Erregungszustände ausgelöst und von innerer Unruhe und Angst begleitet werden Wirkstoffe: Stramonium D5, Ignatia D5, Calcium phosphoricum D6, Zincum valerianicum D5, Passiflora incarnata Ø Bitte Beipackzettel beachten!

Schüßler-Salze

Symptome	Mittel
Sie zweifeln an den Therapien und bekommen den Gedanken nicht aus dem Kopf, dass eh alles vergebens ist. Sie schwitzen schnell, auch im Schlaf.	Calcium carbonicum D12 (Nr. 22)
Sie fühlen sich körperlich und geistig überanstrengt. Sie haben Angst vor Spritzen und Kanülen, aber nehmen sie zugunsten der positiven Wirkung in Kauf.	Silicea D12 (Nr. 11)

Herz- und Kreislaufbeschwerden

Homöopathische Einzelmittel

Symptome	Mittel
Der Blutdruck steigt, das Herz wird unruhig, nach dem Schlafen geht es Ihnen schlechter als vorher.	Lachesis D12
Sie können nicht mehr auf der linken Seite schlafen, der Blutdruck ist eher niedrig.	Phosphor D12
Sie haben Herzrasen und das Gefühl, einen Kloß im Hals zu haben. Sie können nicht richtig durchatmen und müssen oft seufzen.	Ignatia D6
Ihnen ist schwindelig und flau im Bauch, Sie haben das Gefühl, das Herz sinkt in den Magen und schlägt schneller als vor der Therapie. Besserung durch frische Luft.	Pulsastilla D6

Homöopathische Kombinationsmittel

Goldtropfen DHU S

Anwendung: Zum Schutz von Venen und Kreislauf bei Chemotherapie, da die Venen durch die Infusionen und der Kreislauf durch die Medikamente stark belastet werden.
Das Mittel wird üblicherweise bei leichter Herzschwäche eingesetzt, hat sich jedoch in der Praxis auch für die oben genannte Anwendung bewährt (so genannter *Off-Label-Use*).

Wirkstoffe: Crataegus Ø, Aurum chloratum D4, Convallaria majalis D1, Ignatia D4, Arnica Ø

Bitte Beipackzettel beachten!

Schüßler-Salze

Symptome	Mittel
Verschiedenste Herz-Kreislauf-Erkrankungen; zur Stabilisierung von Herz und Blutfluss bei eher niedrigem Blutdruck	Ferrum phosphoricum D12 (Nr. 3)
Krampfartiger, kommender und gehender Schmerz im Herzbereich oder den Adern	Magnesium phosphoricum D6 (Nr. 7)

Schlafstörungen

Homöopathische Einzelmittel

Symptome	Mittel
Sie kommen nicht mehr zum Schlafen, weil die Ereignisse Sie überwältigen und viele Termine anstehen. Sie haben einfach keine Zeit für Ruhepausen, und Ihre Schlafzeit ist zu kurz. Ihnen wird beim Denken an die Krankheit schwindelig.	Cocculus D6
Die Schlaflosigkeit, unter der Sie leiden, steht vermutlich im Zusammenhang mit dem Blutdruck. Auch kann es sich um eine Nebenwirkung anderer Medikamenten handeln, die Sie einnehmen müssen (Blutdruckmittel, Psychopharmaka, Schmerzmittel).	Lachesis D12
Sie erwachen nachts regelmäßig, zur gleichen Zeit, meist gegen 1:00 Uhr. Dann finden Sie im Bett keine Ruhe mehr.	Arsenicum album D12
Sie erwachen gegen 3:00 Uhr morgens und liegen dann mehrere Stunden wach, schlafen noch mal kurz ein und sind, wenn der Wecker läutet, total zerschlagen.	Nux vomica D6

Homöopathische Kombinationsmittel

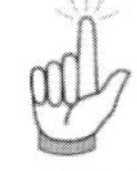

Neurexan (Heel)
Anwendung: Stressbedingte, nervöse Unruhe, Schlafstörungen
Wirkstoffe: Passiflora incarnata D2, Avena sativa D2, Coffea arabica D12, Zincum valerianicum D4
Bitte Beipackzettel beachten!

Schüßler-Salze

Symptome	**Mittel**
Sie haben vor allem Probleme beim Einschlafen.	Ferrum phosphoricum D12 (Nr. 3)
Sie können nicht durchschlafen, wachen immer wieder auf, haben nachts dann Herzklopfen.	Kalium phosphoricum D6 (Nr. 5)
Sie leiden unter Albträumen, schwitzen im Schlaf.	Calcium carbonicum D12 (Nr. 22)
Sie erwachen häufig morgens gegen 5:00 Uhr, leiden unter Muskelkrämpfen.	Zincum chloratum D12 (Nr. 21)
Sie leiden unter Schlaflosigkeit im Wechsel mit Schlafsucht. Die Schilddrüsenfunktion ist gestört.	Kalium bromatum D12 (Nr. 14)

Schwäche/Überanstrengung

Homöopathische Einzelmittel

Symptome	Mittel
Hoffnungslosigkeit, selbstzerstörerische Grundstimmung und Schwäche: Sie fühlen sich schwach, leiden unter innerer Unruhe und Zittern, sind gegen Berührung und Geräusche empfindlich. Ihre Kälteempfindlichkeit ist sehr groß.	Acidum nitricum D12
Sie leiden unter reizbarer Schwäche, können sich bei keiner Aufgabe lange konzentrieren.	Arsenicum album D12
Der Geist will, der Körper nicht.	Phosphorus D12
Sie müssen neben Ihrer Erkrankung noch Beruf und Familie bewältigen.	Cocculus D6
Sie wollen es erzwingen und überanstrengen sich körperlich und/oder geistig. Gegen Abend großer Bewegungszwang., wobei langsame Bewegung gut tut.	Rhus toxicodendron D6

Homöopathische Kombinationsmittel

Calmvalera Tabletten/Tropfen (Hevert)
Anwendung: Schlafstörungen und Unruhe, Verstimmungszustände; typisches „Frauenmittel“; wenn die Vereinbarkeit von Familie und Beruf, die Anforderungen der häuslichen Krankenpflege oder auch Mobbing ein Thema darstellen
Wirkstoffe: Cimicifuga D3, Cocculus D4, Cypripedium pubescens D4, Ignatia D6, Lilium tigrinum D6, Passiflora incarnata D3, Platinum metallicum D8, Valeriana D2, Zincum valerianicum D3
Bitte Beipackzettel beachten!

Schüßler-Salze

Symptome	Mittel
Sie fühlen sich allgemein körperlich und geistig überanstrengt, werden zunehmend weinerlich und ängstlich.	Silicea D12 (Nr. 11)
Sie wollen kämpfen, aber der Kreislauf spielt nicht mit, Schwindel, Herzrasen und Blutdruckschwankungen, speziell bei Lagewechsel (z. B. beim Aufstehen).	Ferrum phosphoricum D12 (Nr. 3)

Phase 2: Das Therapietrauma

Die Therapie beginnt. Anstrengende Wochen liegen vor Ihnen, die vor allem durch eine eventuelle Operation, die Termine der Chemotherapie oder Bestrahlung bestimmt sind. Häufig kommen die Belastungen und Nebenwirkungen der Therapie dazu, es bleibt Ihnen wenig Energie für anderes. Viele Menschen wollen nur eines: diese Zeit, auch wenn sie im Rahmen der Therapie sinnvoll und richtig ist, so schnell wie möglich hinter sich bringen.

Ein Sprichwort aus China sagt: „Je eiliger du es hast, umso langsamer solltest Du gehen." Wir möchten Ihnen im Sinn dieses Sprichwortes raten, auch in der Zeit der Therapie so gut es geht für Ruhe und Entspannung zu sorgen, denn ein gestresster Körper verträgt nun mal eingreifende Therapien schlechter.

Lassen sie sich nicht hetzen oder von Therapie-Aktionismus anstecken!

Auf den nächsten Seiten finden Sie diverse Anregungen zum Einsatz von homöopathischen Mitteln. Für diese Phase der eigentlichen Krebstherapie und die damit verbundenen Nebenwirkungen gibt es in der Homöopathie deutlich mehr Anwendungsgebiete zur Begleitung als auf den folgenden Seiten aufgeführt. Sie gehören jedoch in die Hand des fachkundigen Therapeuten. In diesem Kapitel sind daher zunächst nur Beschwerden aufgeführt, bei denen die Selbsthilfe möglich ist.

Bitte informieren Sie Ihren behandelnden Onkologen in jedem Fall über diejenigen homöopathischen Mittel, die Sie im Rahmen der Selbsthilfe einnehmen.

Fatigue (Erschöpfung)

Homöopathische Einzelmittel

Symptome	Mittel
Hoffnungslosigkeit, selbstzerstörerische Grundstimmung und Schwäche: Sie fühlen sich schwach, leiden unter innerer Unruhe und Zittern, sind gegen Berührung und Geräusche empfindlich. Häufig treten Entzündungen mit splitterartigen Schmerzen an den Grenzen von Haut und Schleimhaut (Mund, After) auf, Sie schwitzen viel, der Schweiß riecht sauer.	Acidum nitricum D12

Symptome	Mittel
Sie fühlen sich schwach und reizbar, finden trotz Erschöpfung keine Ruhe und sind extrem schmerzempfindlich, wobei Brennen im Mittelpunkt steht. Auffällig ist ein Hitzegefühl im Körperinneren und Eiseskälte außen an der Körperoberfläche.	Arsenicum album D12
Der Geist will, der Körper nicht. Die Leberwerte können erhöht sein.	Phosphorus D12
Sie fühlen sich durch Beruf und Familie überfordert. Hin und wieder explodieren Sie unvermittelt und schreien Ihre Angst heraus.	Cocculus D6
Auslöser sind Blutverlust oder starke Nebenwirkungen bestimmter Medikamente (z. B. Schmerzmittel, Chemotherapeutika, Cortison).	China D6
Auslöser der Beschwerden sind Durchfälle mit Kreislaufkollaps.	Veratrum album D6

Homöopathische Kombinationsmittel

Nervoregin H Tabletten (Pflüger)

Anwendung: Nervös bedingte Erschöpfungszustände

Wirkstoffe: Acidum phosphoricum D1, Anamirta cocculus D3, Avena sativa Ø, Hypericum perforatum D1, Passiflora incarnata Ø

Nemaplex activ (Nestmann)
Anwendung: Anhaltende körperliche Schwäche Wirkstoffe: Avenae sativae herba D3, Campher D2, Coffein D3, Colae semen D2, Ginseng D3, Selen D8, Semecarpus anacardium D3, Zincum metallicum D8 Bitte Beipackzettel beachten!

Schüßler-Salze

Symptome	Mittel
Sie fühlen sich allgemein geistig und körperlich überanstrengt. Bemerkenswert ist eine hartnäckige Verstopfung.	Silicea D12 (Nr. 11)
Sie fühlen sich überanstrengt und haben Kreislaufsymptome wie Schwindel, Ohnmacht, Herzrasen.	Ferrum phosphoricum D12 (Nr. 3)
Sie haben dunkle Gedanken, Musik macht alles schlimmer. Sie sind fröstelig, kälte- und besonders nässeempfindlich. Die Leberregion ist druckempfindlich, allmorgendliche Durchfälle.	Natrium sulfuricum D6 (Nr. 10)

Aphthen und Mundschleimhautentzündung (Mukositis)

Homöopathische Einzelmittel

Symptome	**Mittel**
Im Zuge der Chemotherapie leiden Sie unter schmerzenden Bläschen und Entzündungen der Mundschleimhaut.	Borax D6

Homöopathische Kombinationsmittel

Tonsiotren H (DHU) Anwendung: Entzündungen im Mund- und Rachenraum, die sich hartnäckig halten. Als Begleittherapie zur Ausheilung gut geeignet. Wirkstoffe: Atropinum sulfuricum D5, Hepar sulfuris D3, Kalium bichromicum D4, Silicea D2, Mercurius bijodatus D8 Bitte Beipackzettel beachten!
Traumeel S Tropfen (Heel) Anwendung: Mundschleimhautentzündung Wirkstoffe: Atropa belladonna D4, Aconitum napellus D3, Symphytum officinale D8, Calendula officinalis D2, Hamamelis virginiana D2, Achillea millefolium D3, Matricaria recutita D3, Echinacea D2, Echinacea purpurea D2, Hypericum perforatum D2, Mercurius solubilis Hahnemanni D8, Hepar sulfuris D8, Arnica montana D2, Bellis perennis D2 Bitte Beipackzettel beachten!

Schüßler-Salze

Symptome	Mittel
Geschwüre; zur Stärkung der Elastizität des Gewebes	Calcium fluoratum D12 (Nr. 1)
(blutige) Bläschen in Mund und Nase	Natrium chloratum (Nr. 8)

Geschmacksveränderungen

Homöopathische Einzelmittel

Symptome	Mittel
Sie leiden unter einem metallischen Geschmack.	Ammonium carbonicum D6
Sie leiden unter einem bitteren Geschmack.	Borax D6
Geruchs- und Geschmacksverlust, alles schmeckt zu stark gewürzt, sogar Wasser.	Pulsatilla D6

Schüßler-Salze

Symptome	Mittel
Geruchs- und Geschmacksverlust, bitterer Geschmack bei belegter Zunge	Natrium sulfuricum D6 (Nr. 10)
Gesteigerter Geruchssinn kupferartiger Geschmack	Natrium phosphoricum (Nr. 9)

Gürtelrose

Homöopathische Einzelmittel

Symptome	Mittel
Die Gürtelrose ist im Bereich	
des Kopfes	Arsenicum album D12
der Brust	Ranunculus D6
des Bauches	Mezereum D6
der Extremitäten	Rhus toxicodendron D6

Homöopathische Kombinationsmittel

Herpes Gastreu R 68 (Dr. Reckeweg)
Anwendung: Brennende, juckende oder stechende Schmerzen mit Bläschenbildung
Wirkstoffe: Croton tiglium D6, Mezereum D4, Natrium chloratum D6, Rhus toxicodendron D4
Bitte Beipackzettel beachten!

Schüßler-Salze

Symptome	Mittel
Die Bläschen sind wässrig.	Natrium chloratum D6 (Nr. 8)
Die Bläschen sind eitrig.	Silicea D12 (Nr. 11)
Die Bläschen sind krustig.	Kalium phosphoricum D6 (Nr. 5)

Begleittherapie bei Bestrahlung

Homöopathische Einzelmittel

Symptome	Mittel
Die Haut ist gerötet und schmerzhaft (klopfende Schmerzen) wie bei einem Sonnenbrand.	Belladonna D6
Die Haut ist wund, speziell an Stellen, die Druck bekommen, Wunden bluten lange, heilen schlecht, bilden Schorfe mit Eiterung.	Calendula D3
Sie leiden unter Strahlenkater; alte Wunden brechen auf.	Causticum D6

Homöopathische Kombinationsmittel

Naranocut comp. (Pflüger) Anwendung: Hauterkrankungen Wirkstoffe: Centella asiatica D4, Daphne mezereum D4, Smilax D4, Solanum dulcamara D4, Thuja occidentalis D3
Graphites Pentarkan S (DHU) Anwendung: Nässende Ekzeme mit Pustelbildung; chronische Ekzeme mit flächenhafter Entzündung; trockene, hornige, schuppige Haut mit eingerissenen Stellen; Juckreiz und Brennen Wirkstoffe: Graphites D3, Sulfur D4, Mercurius solubilis Hahnemanni D8, Causticum Hahnemanni D3, Arsenicum album D5 Bitte Beipackzettel beachten!

Schüßler-Salze

Symptome	**Mittel**
Hitzegefühl ist vorherrschend.	Ferrum phosphoricum (Nr. 3)
Die bestrahlten Areale schmerzen, es bildet sich Schorf.	Kalium chloratum (Nr. 4)
Ihre Haut reagiert auf die Bestrahlung mit Mallorca-Akne.	Natrium chloratum (Nr. 8)

Weitere Mittel

Gelum-Tropfen (Dreluso)
(Medizinprodukt, früher Homöopathikum)
Anwendung: Begleittherapie bei Bestrahlung
Wirkstoff: Kalium-Eisen(III)-Phosphat-Citrat-Komplex (KEPC), L(+)-Milchsäure (rechtsdrehende Milchsäure), Kaliumsorbat
Bitte Beipackzettel beachten!

Entzündungen

Homöopathische Einzelmittel

Symptome	Mittel
Sie leiden unter Speichelfluss, Übelkeit; die Zunge ist sauber; kolikartiger Durchfall und hellrote Blutungen	Ipecacuanha D6
Sie haben sich übernommen, körperlich und/oder geistig. Die Zungenspitze ist gerötet oder hat rote Punkte. Gliederschmerzen mit Bewegungszwang, wobei langsame Bewegung gut tut.	Rhus toxicodendron D6
Die Entzündung kommt aus heiterem Himmel, gerade wenn Sie sich besonders wohl gefühlt haben, quasi wie ein Absturz . Beginn oft mit einem Niesen. Besserung jeweils am Abend und nach kurzem Schlaf, allerdings morgens unerträglich.	Nux vomica D6

Homöopathische Kombinationsmittel

Gripps Tabletten (Pascoe)
Anwendung: Entzündungen der Schleimhäute, fieberhafte Zustände mit Kopfschmerzen
Wirkstoffe: Eucalyptus Ø, Kalium bichromicum D4, Eupatorium perfoliatum Ø, Gelsemium D4, Arsenicum album D6, Nux vomica D3, Phosphorus D6, Sabadilla D3, Bryonia D2, Aconitum napellus D4, Sanguinaria D7
Bitte Beipackzettel beachten!

Schüßler-Salze

Häufig gehen Krebstherapien mit Entzündungsprozessen einher. Hier bietet die Biochemie nach Dr. Schüßler eine unterstützende Therapieoption in Form einer so genannten „Entzündungsreihe".

In der Entzündungsreihe werden die folgenden Schüßler-Salze je nach dem jeweiligen Auslöser und der Art der Absonderungen nacheinander oder in Kombination angewandt:

Die Entzündungsreihe

Symptome	Mittel
Krankheitsbeginn	
Zu Beginn einer Entzündung ohne Absonderungen (Sekret)	Ferrum phosphoricum D12 (Nr. 3)
Wenn der Auslöser der Entzündung Erschöpfung ist	Kalium sulfuricum D6 (Nr. 6)
Bei Erscheinen von Absonderungen	
(Schleim, Nasensekret, Ausfluss, Auswurf, Erbrochenes, Stuhlgang, Sekret aus Wunden)	
Bei einer Entzündung mit weißen Absonderungen	Kalium chloratum D6 (Nr. 4)
Bei einer Entzündung mit gelbgrünen Absonderungen	Kalium sulfuricum D6 (Nr. 6)
Bei einer Entzündung mit scharfen Absonderungen	Arsenicum jodatum D12 (Nr. 24)
Zur Ausheilung	
Bei festsitzendem Sekret, zum Lösen und zur Anregung der Ausscheidung	Natrium sulfurcium D6 (Nr. 10)
Bei anhaltenden Nachtschweißen	Calcium sulfuricum D6 (Nr. 12)
Bei Fortbestehen scharfer Absonderungen	Arsenicum jodatum D12 (Nr. 24)
Schwäche, Eisenmangel, Rückfall	Ferrum phosphoricum D12 (Nr. 3)

Erbrechen und Übelkeit

Homöopathische Einzelmittel

Symptome	**Mittel**
Sie leiden unter Übelkeit allgemein und Erbrechen, insbesondere aufgrund von Unverträglichkeiten, Vergiftungen.	Okoubaka D3 (Tabletten)
Krampfhaftes Würgen; Erbrechen lindert die Beschwerden.	Nux vomica D6
Erbrechen lindert die Übelkeit nicht; Bewegung verschlimmert den Zustand. Die Zunge ist nicht belegt.	Ipecacuanha D6

Homöopathische Kombinationsmittel

Magen-Darmtropfen N Cosmochema (Heel) Anwendung: Entzündungen der Verdauungsorgane, leichte krampfartige Magen-Darm-Beschwerden, Völlegefühl, Blähungen Wirkstoffe: Gentiana lutea D3, Chamomilla recutita D2, Juiperus communis D3, Artemisia absinthium D3 Bitte Beipackzettel beachten!

Apomorphinum Similiaplex (Pascoe)
Anwendung: Erbrechen, vor allem durch Hustenreiz Wirkstoffe: Apomorphinum hydrochloricum D6, Condurango D3, Gentiana lutea D4, China D3, Collinsonia canadensis D4, Arsenicum album D6, Nux vomica D4, Lobelia inflata D4 Bitte Beipackzettel beachten!

Schüßler-Salze

Symptome	**Mittel**
Das Erbrochene hat eine auffällig wässrig-schaumige Konsistenz.	Natrium chloratum D6 (Nr. 8)
Das Erbrochene ist auffällig gallig.	Natrium sulfuricum D6 (Nr. 10)
Das Erbrochene ist auffällig sauer.	Natrium phosphoricum D6 (Nr. 9)

Durchfall

Homöopathische Einzelmittel

Symptome	Mittel
Magen-Darm-Verstimmungen aufgrund von Unverträglichkeiten, Medikamenteneinnahme, Vergiftung oder Allergien.	Okoubaka D3 (Tabletten)
Bevorstehende Ereignisse lösen Durchfall aus. Süßigkeiten verursachen Magenschmerzen und Durchfall.	Argentum nitricum D12
Der Durchfall ist durch unwillkürlichen Abgang von Stuhl gekennzeichnet.	Aloe vera D6
Der Durchfall ist mit Kreislaufkollaps verbunden.	Veratrum album D6

Homöopathische Kombinationsmittel

Veratrum Pentarkan S (DHU)

Anwendung: Durchfall, der vorwiegend nach kalten oder ungewohnten Speisen auftritt; lindert schmerzhaften Stuhldrang und trägt zur Normalisierung der Stuhlbeschaffenheit und der Häufigkeit der Stuhlentleerungen bei.

Wirkstoffe: Veratrum D3, Arsenicum album D5, Mercurius sublimatus corrosivus D8, Xysmalobium undulatum e radice siccata D2

Bitte Beipackzettel beachten!

Schüßler-Salze

Symptome/ Auslöser	**Mittel**
Das vorherrschende Symptom sind Krämpfe.	Cuprum arsenicosum D6 (Nr. 19)
Der Durchfall ist auffällig grünlich.	Kalium bromatum D12 (Nr. 14)
Der Durchfall hat eine auffällig wässrige Konsistenz; dazu Landkartenzunge.	Natrium chloratum D6 (Nr. 8)

Verstopfung

Homöopathische Einzelmittel

Symptome	**Mittel**
Sie leiden unter Verstopfung mit Krämpfen (spastische Obstipation).	Nux vomica D6
Der Darm ist träge, ohne Spannung (atonische Obstipation).	Okoubaka D3
Die Verstopfung rührt von einer Operation oder Schmerzmitteln her.	Opium C12

Homöopathische Kombinationsmittel

Nux vomica Pentarkan (DHU)
Anwendung: Bei akutem, nervös bedingtem Reizmagen als Folge von Stress oder Ärger; Appetitlosigkeit, Übelkeit, Sodbrennen und Blähungen
Wirkstoffe: Nux vomica D3, Centaurium erythraea e planta tota recente D1, Anacardium D4, Arsenicum album D5, Leonurus cardiaca D1
Bitte Beipackzettel beachten!

Schüßler-Salze

Symptome/ Auslöser	Mittel
Auslöser der Verstopfung ist Aufregung.	Kalium phosphoricum D6 (Nr. 5)
Das vorherrschende Symptom sind Blähungen.	Manganum sulfuricum D6 (Nr. 17)
Das vorherrschende Symptom ist eine grünliche Farbe des Stuhls.	Kalium bromatum D6 (Nr. 14)
Das vorherrschende Symptom ist trockener, krümeliger Stuhl.	Natrium chloratum D6 (Nr. 8)
Die Verstopfung tritt nach Operationen oder im Rahmen von Entzündungen auf. Der Stuhl ist schafskotartig , er schlüpft beim Stuhlgang wieder zurück.	Silicea D12 (Nr. 11)

Taubheit von Fingern und Füßen (nach Chemotherapie)

Homöopathische Einzelmittel

Symptome	Mittel
Finger und Füße sind taub. Einschießende Schmerzen wie Stromstöße	Acidum oxalicum D6 (Globuli)
Äußere Kälte verschlimmert. Brennende Schmerzen bei kalter Haut.	Arsenicum album D12

Homöopathische Kombinationsmittel

Acidum oxalicum Similiaplex (Pascoe)

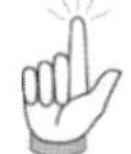

Anwendung: Taubheitsgefühle in Fingern und Füßen

Wirkstoffe: Acidum oxalicum D4, Natrium phosphoricum D4, Arsenicum album D6, Lycopodium D4, Natrium carbonicum D4, Lithium carbonicum D4, Oleum Terebinthinae D4

Bitte Beipackzettel beachten!

Schüßler-Salze

Symptome/ Auslöser	Mittel
Taubheit in Fingern und Füßen; Stimmungsschwankungen	Lithium chloratum D6 (Nr. 16)
Schlimmer beim Greifen nach Gegenständen, Nachtschweiße	Calcium carbonicum D6 (Nr. 22)

Haarausfall bei Chemotherapie

Homöopathische Einzelmittel

Symptome	Mittel
Die Haare am gesamten Körper fallen aus, Juckreiz der Kopfhaut, das Haar wächst spröde und trocken nach.	Alumina D6
Die Haare fallen aus, dazu auch die Nägel.	Graphites D6
Das Haar am Kopf fällt aus, kreisrunder Haarhausfall, es wächst grau und struppig nach.	Vinca D4
Das Haar fällt an einigen Stellen aus und wächst dafür an anderen besonders stark, einseitige Schweiße.	Thuja D6

Nachbehandlung von Operationen

Homöopathische Einzelmittel

Symptome	Mittel
Sie haben Angst und Schmerzen, würden am liebsten weglaufen.	Arnica D12
Die Operation wurde minimal invasiv durchgeführt (Schlüsselloch-Chirurgie).	Staphisagria D6

Sie leiden unter Narkoseproblemen (z. B. Schwindel, Übelkeit).	Nux vomica D6
Blutungen; Schwäche, speziell des Herz-Kreislaufsystems; Anstieg der Leberwerte	Phosphorus D6

Homöopathische Kombinationsmittel

Symphytum Similiaplex (Pascoe)

Anwendung: Begleitung von Operationen, Wundheilung

Wirkstoffe: Symphytum D3, Arnica D3, Hypericum D2, Calendula Ø, Sanicula europaea Ø

Dosierung: am Abend vor der OP: 10 Tropfen, danach 3–6 x tgl. 10–15 Tropfen

Traumeel S Tropfen (Heel)

Anwendung: Komplikationen, Risiko-OP; es muss nachoperiert werden, Wundheilungsstörungen.

Wirkstoffe: Atropa belladonna D4, Aconitum napellus D3, Symphytum officinale D8, Calendula officinalis D2, Hamamelis virginiana D2, Achillea millefolium D3, Matricaria recutita D3, Echinacea D2, Echinacea purpurea D2, Hypericum perforatum D2, Mercurius solubilis Hahnemanni D8, Hepar sulfuris D8, Arnica montana D2, Bellis perennis D2

Bitte Beipackzettel beachten!

Schüßler-Salze

Symptome	Mittel
Sie sind nach der Operation auffallend schwach.	Kalium phosphoricum D6 (Nr. 5)
Sie leiden nach der Operation unter Blutarmut.	Ferrum phosphoricum D12 (Nr. 3)
Die Wundheilung ist verzögert.	Kalium chloratum D6 (Nr. 4)
Förderung der Knochenheilung	Calcium phosphoricum (Nr. 2)

Schutz von Venen und Kreislauf bei Chemotherapie

Homöopathische Einzelmittel

Symptome	Mittel
Sie haben Angst und Schmerzen, würden am liebsten weglaufen. Ihr Blutdruck steigt. Sie neigen zu Blutungen (Nasenbluten), Ihre Venen (Krampfadern) sind sehr berührungsempfindlich.	Arnica D12
Die Punktion eines Gefäßes ist extrem schmerzhaft, der Schmerz hält lange danach noch an, es kommt zu Entzündungen an der Einstichstelle.	Staphisagria D6

Homöopathische Kombinationsmittel

Goldtropfen DHU S

Anwendung: Zum Schutz von Venen und Kreislauf bei Chemotherapie, da die Venen durch die Infusionen und der Kreislauf durch die Medikamente stark belastet werden.
Das Mittel wird üblicherweise bei leichter Herzschwäche eingesetzt, hat sich jedoch in der Praxis auch für die oben genannte Anwendung bewährt (so genannter *Off-Label-Use*).

Wirkstoffe: Crataegus Ø, Aurum chloratum D4, Convallaria majalis D1, Ignatia D4, Arnica Ø

Bitte Beipackzettel beachten!

Schüßler-Salze

Symptome	Mittel
Die Gefäße verhärten sich; zur Stärkung der Elastizität des Gewebes	Calcium fluoratum D12 (Nr. 1)
Die Punktion ist immer sehr schmerzhaft; Eiterung an der Punktionsstelle oder Materialunverträglichkeiten	Silicea D12 (Nr. 11)

Schmerzen

Schmerzen während der Krebstherapie können sehr unterschiedliche Ursachen haben und sollten daher, speziell wenn sie neu bzw. plötzlich auftreten, grundsätzlich ärztlich abgeklärt werden. Die aufgeführten Arzneimittel eignen sich zur Überbrückung, bis die Ursache gefunden wurde.

Homöopathische Einzelmittel

Symptome	**Mittel**
Sie haben wegen der Schmerzen einen Bewegungsdrang, und langsame Bewegung bessert.	Rhus toxicodendron D6
Die Schmerzen bessern sich in Ruhe und starken Druck auf die schmerzende Stelle.	Bryonia D6
Das Denken an die Beschwerden verschlimmert die Schmerzen.	Camphora D3
Taubheit, Kälte- und Schweregefühl der schmerzhaften Stellen	Hypericum D6

Homöopathische Kombinationsmittel

Spascupreel Tabletten (Heel)
Anwendung: Schmerzen; krampfartige Schmerzen der Verdauungsorgane
Wirkstoffe: Citrullus colocynthis D4, Ammonium bromatum D4, Atropinum sulfuricum D6, Veratrum album D6, Magnesium phosphoricum D6, Gelsemium sempervirens D6, Agaricus D4, Matricaria recutita D3, Cuprum sulfuricum D6, Aconitum napellus D6, Passiflora incarnata D2
Bitte Beipackzettel beachten!

Schüßler-Salze

Symptome	Mittel
Schmerzen nach einer Punktion	Silicea D12 (Nr. 11)
Schmerzen durch Nervenverletzungen, Wetterfühligkeit	Natrium sulfuricum D6 (Nr. 10)
Knochenschmerzen	Calcium phosphoricum D6 (Nr. 2)
Koliken	Magnesium phosphoricum D6 (Nr. 7), auch als „heiße Sieben“ (S. 38)
Krämpfe	Calcium carbonicum D12 (Nr. 22)
Narbenschmerzen	Calcium fluoratum D12 (Nr. 1)
Schmerzen mit Juckreiz	Ferrum phosphoricum D12 (Nr. 3)

Reaktionen nach Gabe von Checkpoint-Inhibitoren (auch Immuncheckpoint-Inhibitoren, ICI)

Homöopathische Einzelmittel

Symptome	Mittel
Heuschnupfen, Mitbeteiligung der Atemwege	Galphimia D6
Magen-Darm-Beschwerden, Nahrungsmittelunverträglichkeiten	Pulsatilla D6
Hautreaktionen mit starkem Juckreiz, entzündlich-rheumatische Beschwerden	Cardiospermum D4

Homöopathische Kombinationsmittel

Okoubaka Similiaplex Tropfen (Pascoe)

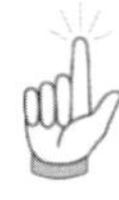

Anwendung: Überempfindlichkeitsreaktionen an Atemwegen und/oder Magen-Darm-Kanal

Wirkstoffe: Okoubaka Dil. D2, Luffa operculata Dil. D6, Aralia racemosa Dil. D2

Bitte Beipackzettel beachten!

Schüßler-Salze

Symptome	Mittel
Heuschnupfenartige Symptome, auch die Atemwege sind betroffen.	Kalium chloratum D6 (Nr. 4)
Magen-Darm-Symptome, Histaminintoleranz	Calcium phosphoricum D6 (Nr.2)
Hautreaktionen	Natrium chloratum D6 (Nr. 8)
Nachtschweiße, hormonelle Störungen	Calcium carbonicum D6 (Nr. 22)

Wechseljahresbeschwerden

Homöopathische Einzelmittel

Symptome	Mittel
Erschöpfung, weinerlich, Verlangen nach Gesellschaft	Pulsatilla D6
Angst vor der Zukunft, unorganisiert, leicht ablenkbar, Heißhunger auf Süßes	Sulfur D6
Schwindel, Nasenbluten, Rückenschmerz, Schilddrüsenstörungen	Conium D6

Homöopathische Kombinationsmittel

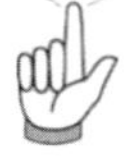

Klimaktoplant N Tabletten/Tropfen (DHU)
Anwendung: Wechseljahresbeschwerden wie Hitzewallungen, Schweißausbrüche, Herzklopfen, innere Unruhe, Schlafstörungen
Wirkstoffe: Cimicifuga Trit. D2, Ignatia Trit. D3, Sanguinaria Trit. D6, Sepia Trit. D2
Bitte Beipackzettel beachten!

Schüßler-Salze

Symptome	Mittel
Angst, Hautausschläge	Natrium chloratum D6 (Nr. 8)
Erschöpfung	Kalium phosphoricum D6 (Nr. 5)
Traurigkeit, Verstopfung, Rückenschmerz	Silicea D12 (Nr. 11)

Phase 3: Die Nachsorge

Ist die konventionelle Krebstherapie „durchgestanden“, geht es darum, den Körper wieder aufzubauen. Aus homöopathischer Sicht sind hier zwei maßgebliche Strategien von Bedeutung: Die Ausleitung und die Stabilisierung der Gesundheit durch eine Konstitutionstherapie.

Ausleitungsmittel

Operation, Bestrahlung und die Chemotherapie haben den Körper belastet und ihm – im Fall der Chemotherapie – eine Vielzahl von chemischen Substanzen zugeführt. Es ist daher sinnvoll, die ausleitenden und entgiftenden Organe in ihrer Funktion zu unterstützen. Hierbei handelt es sich vor allem um Leber, Niere, Bauchspeicheldrüse und Darm.

> Die hier aufgeführten Mittel können schon während der Therapiephase hilfreich sein, Ein Anwendungsgrund ist in diesem Fall das Ansteigen der entsprechenden Blutwerte.

Homöopathische Einzelmittel

Ausleitendes Organ	**Mittel**
Leber und Niere angegriffen	Berberis D6
Bauchspeicheldrüse und Darm angegriffen	Okoubaka D3

Homöopathische Kombinationsmittel

Harnsäure Tropfen F Syxyl (MCM Klosterfrau) Anwendung: Zur Verbesserung der Ausleitung von schädlichen Substanzen; Symptome sind Gicht- und Rheumaschübe sowie Herzrhythmusstörungen Wirkstoffe: Berberis vulgaris D6, Colchicum autumnale D6
Berberis Similiaplex (Pascoe) Anwendung: Zur Verbesserung der Ausleitung von schädlichen Substanzen; Symptome sind Muskel- und Gelenkbeschwerden sowie starke Wetterfühligkeit Wirkstoffe: Berberis D2, Ledum D3, Colchicum D3, Ulmus campestris D4, Dulcamara D4, Lithium citricum D4, Gelsemium D3, Rhus toxicodendron D4, Thuja D2 Bitte Beipackzettel beachten!

Digesto Hevert Verdauungstropfen (Hevert)

Anwendung: Entzündungen der Bauchspeicheldrüse und benachbarter Organe (Gallenblase, Zwölffingerdarm); Verdauungsschwäche nach Bauchoperationen, Verletzungen, Infektionskrankheiten

Wirkstoffe: Eichhornia D1, Okoubaka D2, Quassia amara Ø, Taraxacum D1

Bitte Beipackzettel beachten!

Schüßler-Salze

Förderung der Darmtätigkeit	Silicea D12 (Nr. 11)
Förderung der Lebertätigkeit	Natrium sulfuricum D6 (Nr. 10)
Förderung der Bauchspeicheldrüsentätigkeit	Natrium phosphoricum D6 (Nr. 9)
Förderung der Nierentätigkeit	Natrium chloratum D6 (Nr. 8)

Schwellungen und Lymphödem

Homöopathische Kombinationsmittel

Lymphdiaral Basistropfen SL (Pascoe)
Anwendung: Unterstützende Behandlung von Lymphstauungen im Bereich der Atemwege. Die Inhaltsstoffe rechtfertigen auch die unterstützende Anwendung bei Schwellungen nach Brustkrebs-Operationen.
Dosierung: 1–3 x tgl. 5 Tropfen
Wirkstoffe: Taraxacum Ø, Calendula Ø, Arsenicum album Dil. D8, Chelidonium Dil. D8, Echincea Dil. D3, Phytolacca Dil. D2, Hydrastis Ø, Lycopodium Dil. D2, Sanguinaria Dil. D8
Bitte Beipackzettel beachten!

Lymphomyosot Tabletten (Heel)
Anwendung: Bei entzündlichen Erkrankungen, speziell der Haut, mit Lymphstau
Gegenanzeigen: Bei Schilddrüsenerkrankungen nicht ohne ärztlichen Rat anwenden.
Wirkstoffe: Myosotis arvensis Trit. D3, Veronica officinalis Trit. D3, Teucrium scorodonia Trit. D3, Pinus sylvestris Trit. D4, Gentiana lutea Trit. D5, Equisetum hyemale ex herba rec. Trit. D4 (HAB, Vorschrift 2a), Smilax Trit. D6, Scrophularia nodosa Trit. D3, Juglans (HAB 34) Trit. D3 (HAB, Vorschrift 3a), Calcium phosphoricum Trit. D12, Natrium sulfuricum Trit. D4, Fumaria officinalis Trit. D4, Levothyroxinum Trit. D12 (HAB, Vorschrift 6), Aranea diadema (HAB 34) Trit. D6 [HAB, V. 4b,

Ø mit Ethanol 86% (m/m)], Geranium robertianum Trit. D4, Nasturtium officinale Trit. D4, Ferrum jodatum Trit. D12 (HAB, Vorschrift 6) Bitte Beipackzettel beachten!
Lymphdiaral DS Salbe (Pascoe) Anwendung: Lymphstau nach Chemotherapie oder Operation; bei Infektanfälligkeit Wirkstoffe: Conium D2, Colchicum e seminibus D4, Mercurius bijodatus D5, Stibium sulfuratum nigrum D1, Calendula Ø Dosierung: Soweit nicht anders verordnet, 1–3 x tgl. 2–3 cm Salbe aufbringen und einreiben, zunächst im Lymphknoten- und Lymphabflussbereich (Hals, Leiste), dann im Bereich der Beschwerden. Gegenanzeigen: Schwangerschaft und Stillzeit, Säuglinge und Kleinkinder (bis 7 Jahre), Schilddrüsenerkrankungen, Unverträglichkeit gegen eines der Mittel Bitte Beipackzettel beachten!

Schüßler-Salze

Symptome	Mittel
Nächtliche Schweiße	Calcium carbonicum (Nr. 22)
Narbenschmerzen	Silicea D12 (Nr. 11)
Harte, schmerzhafte Schwellungen	Arsenum jodatum D12 (Nr. 24)

Vorbeugung grippaler Infekte

Homöopathische Kombinationsmittel

Metavirulent (meta Fackler) Anwendung: Wiederkehrende Infekte; bei „vagabundierenden" Beschwerden (erst Magen-Darm, dann Atemwege oder umgekehrt) Wirkstoffe: Acidum L(+)-lacticum D15, Aconitum napellus D4, Ferrum phosphoricum D8, Gelsemium sempervirens D4, Gentiana lutea Ø, Influencinum-Nosode D30, Luffa operculata D12, Veratrum album D4
Toxiselect (Dreluso) Anwendung: Anhaltende Schwäche; fieberhafte Erkrankungen Wirkstoffe: Echinacea purpurea Ø, Bryonia D4, Apis D3, Lachesis D8, Sulfur D10
Spenglersan Kolloid G Anwendung: Erkältungskrankheiten, Grippe, Angina, Furunkulose, Entzündungen Wirkstoffe: Antigene und Antitoxine aus Influenza A Virus Spengler ad usum externum D9, Haemophilus influenzae Spengler ad usum externum D9, Klebsiella pneumoniae subsp. pneumoniae Spengler ad usum externum D9

Dosierung: Zur Vorbeugung von grippalen Infekten, die im Zuge der Chemotherapie aufgrund des geschwächten Immunsystems gehäuft auftreten können: 1–2 Sprühstöße in die Ellenbeuge 2–3 x wöchentlich einreiben.

Im akuten Fall: 4–6 x täglich 1–2 Sprühstöße, bei leichteren Fällen morgens und abends 1–2 Sprühstöße in die Ellenbeuge sprühen und einreiben.

Bitte Beipackzettel beachten!

Der Kontrolltermin steht an/naht

Homöopathische Einzelmittel

Symptome	Mittel
Sobald der Termin festgesetzt ist, dreht sich das Gedankenkarussel. Vor dem Termin selbst wird der Stuhlgang immer dünner.	Argentum nitricum D6
Vor dem Termin müssen Sie ständig pinkeln. Ihre Knie sind wackelig, Sie brauchen jemanden, an dem Sie sich festhalten können.	Gelsemium D6
Sie haben ein untrügliches Gefühl, wie die Untersuchung ausfällt. Abends und beim Alleinsein malen Sie sich ein schlechtes Ergebnis in allen Farben aus.	Phosphorus D6

Homöopathische Kombinationsmittel

Pasconal Nerventropfen (Pascoe)

Anwendung: Schlafstörungen bei Nervosität, speziell, wenn Sie ein schlechtes Nachsorgeergebnis befürchten oder nervlich gerade sehr angespannt sind und Angst haben, die Kontrolle zu verlieren. 1–3 x tgl. 5 Tropfen

Wirkstoffe: Avena sativa Ø, Valeriana Ø, Ignatia Dil. D4, Tarantula Dil. D5

Bitte Beipackzettel beachten!

Schüßler-Salze

Symptome	Mittel
Ich werde kämpfen, wie immer.	Ferrum phosphoricum D6 (Nr. 3)
Ich muss mir alle infrage kommende Literatur besorgen, um alles genau zu verstehen.	Calcium carbonicum D6 (Nr. 22)

Konstitutionstherapie zur Nachsorge

Neben den homöopathischen Mitteln, die in gewisser Weise wie ein „normales" Arzneimittel unterstützend eingesetzt werden können, gibt es in der Homöopathie die Möglichkeit der konstitutionellen Therapie. In einem ausführlichen Anamnese-Gespräch werden Ihre Vorgeschichte (biographische Anamnese) und die verschiedensten Bereiche des täglichen Lebens beleuchtet und besprochen. Der Homöopath/ die Homöopathin sucht dann dasjenige Mittel, das der individuellen Konstitution am ehesten entspricht.
Ein Hinweis für ein Konstitutionsmittel kann dabei auch Ihr Umgang mit der Krankheit nach der Therapie sein. Einige Beispiele:

Symptome	**Mittel**
Ein neues Kapitel im Leben beginnt, ich muss mich von alten Zöpfen trennen.	Pulsatilla
Ich muss mich auch nach anderen Wissensquellen umtun, koste es, was es wolle, auch Magie und Okkultismus kommen in Frage. Eifer-Sucht	Lachesis

Symptome	Mittel
Ich habe mich bis hierher durchgekämpft, also werde ich auch in der Zukunft bestehen.	Lycopodium
Seit der Erkrankung bin ich nicht mehr, wie ich war. Seit der Erkrankung habe ich Ekel gegen Fleisch und Wurst und ein wahnsinniges Süßigkeitsverlangen. Vielleicht kommen daher die vielen Blähungen.	Carbo vegetabilis
Mir fehlt noch die rechte Ordnung, ich könnte vieles tun, aber ...	Sulfur
Das Leben ist so kurz, ich muss noch so viel erledigen, vielleicht ist die Natur etwas für mich, die Blumen, so schön, geordnet.	Arsenicum album

Ein individuell gewähltes Mittel kann Körper und Seele als Ganzes stärken und dadurch viele Beschwerden lindern, die sich aus einer individuellen Krankheitsneigung ergeben. Aus dem Konstitutionsmittel ergeben sich dann auch Hinweise auf eine sinnvolle Ernährung und weitere vorbeugende Maßnahmen.

Nachwort

Sie haben dieses Büchlein durchgelesen oder durchgeblättert. Sie haben gesehen: Die Homöopathie hält zahlreiche Mittel vor, die den Heilungsverlauf unterstützen können.

Wir hoffen, dass die Anwendungsvorschläge Sie angesprochen und motiviert haben, die Möglichkeiten der Homöopathie zu nutzen. Sollten Sie skeptisch bleiben oder – auch das kann vorkommen, denn jeder Mensch reagiert anders – sollte ein deutlicher Erfolg ausbleiben, dann nutzen Sie andere Strategien zur Unterstützung der Krebstherapie. Jetzt ist eine Zeit, in der Sie das Recht haben, auf sich selbst zu achten, auf Ihre Bedürfnisse und auf das, was Ihnen eher gut tut oder eher schadet.

Sicherlich werden Sie viele gutgemeinte Ratschläge erhalten haben. Auch hier können Sie das aufgreifen, was Sie persönlich anspricht, um eine Therapie auszuwählen, hinter der Sie voll und ganz stehen.

Wir wünschen Ihnen gute Besserung und hoffen, Ihnen die bevorstehende Zeit ein wenig erleichtern zu können.

Anhang

Beratung und Hilfe

Deutsche Krebshilfe – www.krebshilfe.de)
„Ziel der gemeinnützigen Organisation ist es, die Krebskrankheiten in all ihren Erscheinungsformen zu bekämpfen. Nach dem Motto „Helfen. Forschen. Informieren." fördert die Organisation Projekte zur Verbesserung der Prävention, Früherkennung, Diagnose, Therapie, medizinischen Nachsorge und psychosozialen Versorgung einschließlich der Krebs-Selbsthilfe. Die Deutsche Krebshilfe ist der wichtigste private Geldgeber auf dem Gebiet der Krebsforschung in Deutschland."

Biologische Krebsabwehr – www.biokrebs.de
„Die Gesellschaft für Biologische Krebsabwehr e. V. (GfBK) ist ein unabhängiger, gemeinnütziger Verein, der seit mehr als 40 Jahren Krebspatienten, Angehörige und Therapeuten unterstützt. Mit über 15 000 Mitgliedern, Förderern und Spendern ist sie die größte Beratungsorganisation für ganzheitliche Medizin gegen Krebs im deutschsprachigen Raum. Die GfBK setzt sich

ein für eine individuelle, menschliche Krebstherapie, in der naturheilkundliche Methoden besonders berücksichtigt werden. Sie fördert die Selbstbestimmung und Eigenverantwortung der Patientinnen und Patienten. Die Gesellschaft berät kostenfrei und unabhängig über biologische Therapieverfahren."

Deutsches Krebsforschungszentrum – Krebsinformationsdienst – www.krebsinformation.de
„Fragen zu Krebs? Wir sind für Sie da: Wir haben Zeit für Sie, wenn Sie erkrankt sind, oder wenn Krebs das Leben Ihrer Familie verändert. Bei uns finden Sie aktuelles Wissen und Hilfe bei der Krankheitsbewältigung. Am Telefon oder per E-Mail stellen wir für Sie individuelle Informationen zusammen. Auf unseren Internetseiten, in unseren Broschüren und Informationsblättern bieten wir Ihnen einen sorgfältig recherchierten Überblick. Für Fachkreise und alle, die an der Versorgung Krebskranker beteiligt sind, bietet krebsinformationsdienst.med unabhängige, aktuelle und qualitätsgesicherte Informationen."

Frauenselbsthilfe Krebs Bundesverband – www.frauenselbsthilfe.de

„Die Frauenselbsthilfe Krebs (FSH) verfügt bundesweit über ein dichtes Netz an regionalen Gruppen, über ein Forum im Internet, eine Telefonberatung und über Netzwerkangebote für junge, an Krebs erkrankte Frauen sowie Männer mit Brustkrebs.

Die Gruppentreffen stehen allen Menschen offen, die an Krebs erkrankt sind, und auch deren Angehörigen. Die Teilnahme an den Treffen ist unverbindlich und kostenfrei möglich."

Nationale Kontakt- und Informationsstelle (NAKOS) – www.nakos.de

„Die NAKOS ist die zentrale bundesweite Anlaufstelle in Deutschland rund um das Thema Selbsthilfe. Als Knotenpunkt vernetzt NAKOS die relevanten Akteure. Interessierte, Betroffene und Angehörige finden hier alle notwendigen Informationen. Dabei zeigt NAKOS die Vielfalt und Möglichkeiten gemeinschaftlicher Selbsthilfe auf und fördert und vertritt sie gegenüber Politik und Gesellschaft."

Kleine Arzneimittellehre (Materia medica)

Die Schüßler-Salze mit ihren Anwendungsbereichen finden Sie detaillierter ab Seite 22. In diesem Kapitel stellen wir die angegebenen homöopathischen Arzneien kurz vor.

Acidum oxalicum

Acidum oxalicum (Oxalsäure) wird in der Homöopathie vor allem bei akuten Beschwerden eingesetzt, z. B. bei akuten Harnwegsinfekten, Koliken, rheumatischen Beschwerden. Die Schmerzen sind ausstrahlend, einschießend wie Stromstöße. Nierensteine (calcium-Oxalat).

Anwendungsgebiete in diesem Ratgeber:

- Taubheit von Fingern und Füßen nach Chemotherapie

Acidum nitricum

Acidum nitricum (Salpetersäure) ist ein Mittel für Menschen, die oft unzufrieden, negativ und schwach sind, aber auch sehr lebensfroh sein können. Sinnesfreuden sind ihnen sehr wichtig.

Wenn diese nicht mehr befriedigt werden, reagieren sie ärgerlich, gereizt, wütend und ruhelos. Sie sind sehr kälteempfindlich. Schmerzen wie von Splittern, Entzündungen an den Übergängen von Haut und Schleimhaut (Mund, After) und saure, übelriechende Schweiße sind weitere Leitsymptome.

Anwendungsgebiete in diesem Ratgeber:

- Überanstrengung, Fatigue (Hoffnungslosigkeit, selbstzerstörerische Grundstimmung und Schwäche)
- Innere Unruhe und Zittern, Empfindlichkeit gegenüber Berührung und Geräuschen

Aconitum

Aconitum napellus (Sturmhut) ist eine starke Giftpflanze. Beschwerden, die auf Aconitum hinweisen, treten typischerweise infolge von kaltem, trockenem Wind oder von Schreck auf. Die Beschwerden beginnen plötzlich, die Patienten sind sehr unruhig, ängstlich, panisch. Die Beschwerden verschlimmern sich durch kalte, trockene Luft und um Mitternacht.

Anwendungsgebiete in diesem Ratgeber:

- Reaktion auf die Diagnose ist ein Gefühl der innerlichen Erstarrung („Standbild“) und Eiseskälte.
- Sie empfinden die Diagnose als Todesurteil.

Aloe vera

Aloe vera ist eine Heilpflanze, die äußerlich bei Hautbeschwerden und Verbrennungen eingesetzt wird (Gel), innerlich bei Verstopfung. In der Homöopathie wird die Aloe vice versa bei Durchfall eingesetzt, bevorzugt bei erschöpften Patienten.

Anwendungsgebiete in diesem Ratgeber:

- Durchfall, durch unwillkürlichen Abgang von Stuhl gekennzeichnet, „falscher Freund“

Alumina

Trockenheit von Haut und Schleimhäuten, schleimig-blutiger Stuhlgang, häufig im Rahmen von Ernährungsumstellungen und Frostigkeit mit Unruhe und Zittrigkeit sind Leitsymptome. Ein bemerkenswertes Symptom ist die Unverträglichkeit von Kartoffeln, auch Milchprodukte führen häufig zu Verdauungsproblemen (Durchfall oder hartnäckige Verstopfung). Schlimmer durch Fasten, aber auch nach dem Essen durch ‚Kälte, Besserung durch feuchte Wärme (Bauchbeschwerden) und Gehen an der frischen Luft.

Anwendungsgebiete in diesem Ratgeber:

- Haarausfall am ganzen Körper bei Chemotherapie

Ammonium carbonicum

Ammonium carbonicum (Hirschhornsalz) wird gerne bei älteren, erschöpften Patienten eingesetzt und hat eine Wirkung auf die Schleimhäute der Atemwege. Husten und Schnupfen sind trocken, die Nase ist nachts verstopft.

Anwendungsgebiete in diesem Ratgeber:

- Geschmacksveränderungen: metallischer Geschmack

Argentum nitricum

Argentum nictricum (Silbernitrat) wird in der Homöopathie bei Angst vor bevorstehenden Ereignissen eingesetzt. Typisch ist ein Verlangen nach Süßem, das dann nicht vertragen wird. Argentum nictricum ist bei Lampenfieber und Prüfungsangst mit Verdauungsproblemen (Magenschmerzen, Durchfall, explosives Aufstoßen, Blähungen) angezeigt. Die Beschwerden bessern sich durch Kälte und frische Luft, verschlimmern sich durch Wärme.

Anwendungsgebiete in diesem Ratgeber:

- Durchfall aufgrund bevorstehender Ereignisse

Arnica

Arnica montana (Bergwohlverleih) ist eine bekannte Wundpflanze. Homöopathisch wird Arnica bei Beschwerden in Folge von Verletzungen oder Überanstrengungen eingesetzt. Typisch sind körperliche Erschöpfung und Müdigkeit, Zerschlagenheitsgefühl am ganzen Körper. Arnica hat einen Bezug zu Herz und Blutgefäßen. Die Beschwerden verschlimmern sich durch Berührung, Bewegung und Erschütterung, sie bessern sich durch Liegen und Ruhe.

Anwendungsgebiete in diesem Ratgeber:

- Reaktion auf Diagnose: Gefühl einer schweren Last auf den Schultern, Sie lassen sich nur unwillig auf die Ärzte ein.

- Nachbehandlung nach OP: Schmerzen, Blutungen, möchte am liebsten davonlaufen
- Gefäßschutz bei Chemotherapie

Arsenicum album

Arsenicum album (Weißarsenik) ist eine Arsenverbindung und zeigt damit unverdünnt beim Gesunden Vergiftungssymptome. Menschen, die Arsenicum album brauchen, sind schwach, erschöpft, kraft- und ruhelos. Sie sind voller Angst, Unruhe und großer Unzufriedenheit. Starke Gewichtsabnahme. Innerlich leiden sie unter brennender Hitze, äußerlich unter starkem Kältegefühl, dazu eine hartnäckige Schlaflosigkeit. Die Beschwerden verschlimmern sich nach Mitternacht, immer um die gleiche Zeit.

Anwendungsgebiete in diesem Ratgeber:

- Schlafstörungen mit Aufwachen gegen 1:00 Uhr, dann Todesangst
- Nach der Diagnose: Gefühl des Getriebenseins, die Therapie soll schnell erfolgen, gleichzeitig das Bedürfnis nach Rückzug
- Schwäche, Überanstrengung, Fatigue, reizbare Schwäche
- Gürtelrose im Bereich des Kopfes

– Taubheit von Fingern und Füßen nach Chemotherapie

Belladonna

Belladonna (Atropa belladonna, Tollkirsche) ist eine Giftpflanze, die zu einem starken Blutandrang im Kopf führt. Typisch ist das plötzliche Auftreten der Beschwerden, Brennen, Hitze, Röte, trockene Schleimhäute, heißes, hochrotes Gesicht. Patienten leiden unter klopfenden Kopfschmerzen, Überempfindlichkeit gegenüber Licht, Geräuschen und Berührung. Die Symptome bessern sich durch Liegen, verschlimmern sich durch Licht, Geräusche und Berührung.

Anwendungsgebiete in diesem Ratgeber:

– Begleittherapie bei Bestrahlung: Haut gerötet und schmerzhaft

Berberis

Berberis (Wurzelrinde des Sauerdorns) fördert die Ausleitung und Ausscheidung, insbesondere durch Leber und Nieren. Braune oder blasse Hautverfärbungen und Hautschädigungen.

Anwendungsgebiete in diesem Ratgeber:

– Ausleitung über Leber und Niere

Borax

Borax (Natrium tetraboracicum) wird homöopathisch bei Soor, Mundschleimhautentzündung oder Aphthen eingesetzt. In besonderem Maße hat sich dieses Mittel in der Onkologie bei Nebenwirkungen der Chemotherapie bewährt.

Anwendungsgebiete in diesem Ratgeber:
- Aphthen (schmerzhafte offene Stellen und Bläschen), auch im Zuge der Chemotherapie
- Bitterer Geschmack

Bryonia

Bryonia (Bryonia cretica, Bryonia dioica, Zaunrübe) ist eine Giftpflanze. Die Beschwerden treten typischerweise in Folge von Ärger, Wetterwechsel, feuchter Kälte auf. Kennzeichnend sind Reizbarkeit, trockene Schleimhäute, stechende Schmerzen, großer Durst auf kalte Getränke (Wasser). Ruhe, Druck und Liegen auf der erkrankten Seite verbessern die Beschwerden, Bewegung, Wärme und Berührung verschlimmern sie.

Anwendungsgebiete in diesem Ratgeber:
- Schmerzen, die sich in Ruhe verbessern

Calendula

Die Ringelblume ist ein wichtiges Verletzungsmittel. Wundheilungsstörungen, überschießende Narbenbildung und Narbenschmerzen, schlimmer durch feuchtes, drückendes Wetter und Kälte, sind bewährte Anwendungsbereiche.

Anwendungsgebiete in diesem Ratgeber:

- Begleittherapie bei Bestrahlung. Die Haut ist wund, speziell an Stellen, die Druck bekommen, Wunden bluten lange, heilen schlecht, bilden Schorfe mit Eiterung

Camphora

Camphora (Rinde des Kampferbaumes) wird typischerweise bei Erkältungskrankheiten, Grippe, Kreislaufkollaps und Ohnmacht eingesetzt. Ein Leitsymptom ist, dass Beschwerden prompt kommen und/oder sich verschlimmern, wenn man an sie denkt.

Anwendungsgebiete in diesem Ratgeber:

- Schmerzen, die sich beim Denken an die Beschwerden verschlimmern

Carbo vegetabilis

Carbo vegetabilis (Holzkohle) wird in der Homöopathie bei Beschwerden des Herz-Kreislaufsystems, der oberen Atemwege und des Magen-Darmtraktes eingesetzt. Die Absonderungen sind scharf, die Atmung rasselnd, der Bauch aufgetrieben.

Patienten, die Carbo brauchen, fühlen sich insgesamt kalt an und sind stark erschöpft. Sie haben ein starkes Bedürfnis nach frischer Luft. Leitsymptom ist das „never well since", sich nie von einem Ereignis, einer Krankheit erholt zu haben, seither ist man ein anderer Mensch.

Anwendungsgebiete in diesem Ratgeber:

- Abneigung gegen Wurst und Fleisch, Verlangen nach Süßigkeiten, Blähungen

Cardiospermum

Ekzeme mit starkem Juckreiz, Heuschnupfen und entzündlich rheumatische Erkrankungen stehen im Mittelpunkt des Arzneimittelbildes von Cardiospermum, dem Herzsamen. Daneben können Schwindel mit Erschöpfung, Engegefühl der Brust mit Übelkeit und Durchfall auftreten. Warmes Wetter verschlimmert die Symptome.

Anwendungsgebiete in diesem Ratgeber:

- Reaktionen nach Gabe von Checkpoint-Inhibitoren, Hautreaktionen mit starkem Juckreiz, entzündlich-rheumatische Beschwerden

Causticum

Causticum (Ätzkalk) ist ein Konstitutionsmittel, wird jedoch auch mit besonderem Bezug zum zentralen Nervensystem, zu Haut und Schleimhaut, Harnblase und Mastdarm eingesetzt.

Anwendungsgebiete in diesem Ratgeber:

- Strahlenkater, Aufbrechen alter Wunden

China

China (Rinde des Chinabaumes) ist ein homöopathisches Aufbaumittel nach (fieberhaften) Erkrankungen. Wenn die Krankheit nicht richtig ausgeheilt ist, ein Gefühl von Schwäche und Kraftlosigkeit bleibt, auch mit schwächenden Durchfällen, nächtlichem Schweiß und Appetitverlust. China ist geeignet, wenn die Schwächung durch Blutverlust verursacht wird.

Anwendungsgebiete in diesem Ratgeber:

- Fatigue/Erschöpfung: Sie leiden unter Blutverlust.

- Medikamente (z. B. Schmerzmittel, Chemotherapeutika, Cortison) erzeugen starke Nebenwirkungen

Cocculus

Cocculus (Anamirta cocculus, Kokkelskörner) wird bei Beschwerden eingesetzt, die häufig Folge von lang anhaltendem Schlafmangel, nächtlichem Wachen, geistiger oder körperlicher Anstrengung, Fahren oder Fliegen sind. Patienten fühlen sind schwach, erschöpft, leer. Sie zittern, ihnen ist schwindlig und übel, sie erbrechen sich. Die Beschwerden bessern sich durch Ruhe, Augenschließen, verschlimmern sich durch Fahren, Überanstrengung. Zornausbrüche mit Angst durch scheinbare Kleinigkeiten.

Anwendungsgebiete in diesem Ratgeber:

- Schlafstörungen mit Denken an die Krankheit und die bevorstehenden Termine, Schwindel
- Schwäche, Überanstrengung, Fatigue durch Stress, Überforderung und Doppelbelastung

Conium maculatum

Der gefleckte Schierling ist besonders angezeigt, wenn das hormonelle System gestört ist. Schwindel, Mattigkeit, Zittern und Koordinationsstörungen der Glieder, der Augen, der Zunge, sind die Folge, auch Rückenschmerzen treten häufig auf. Daneben ist eine Gewebsverhärtung ein Leitsymtom. Kaltschweißige Hände und starke Schweiße bei jeder Anstrengung sind weitere Hinweise für die Mittelwahl. Verschlimmerung nachts, durch Ruhe und Kälte, Besserung durch Wärme, Bewegung und Essen.

Anwendungsgebiete in diesem Ratgeber:

- Wechseljahresbeschwerden

Galphimia glauca

Heuschnupfen mit einem Gefühl wie betäubt ist die bewährte Indikation dieses Malvengewächses, auch Thryallis glauca genannt. Wechsel von Hitze und Fröstelichkeit, die Beschwerden schlimmer durch Wärme und Schwitzen.

Anwendungsgebiete in diesem Ratgeber:

- Reaktionen nach Gabe von Checkpoint-Inhibitoren

Gelsemium

Gelsemium (gelber Jasmin) ist eine Giftpflanze, die deutliche Lähmungserscheinungen hervorruft. In der Homöopathie wird er eingesetzt bei großer Benommenheit, Zittern, Herzklopfen, dem Gefühl, „wie gelähmt" zu sein und dem Abgehen von reichlich hellem Urin. Denken und Sprechen fallen schwer.

Anwendungsgebiete in diesem Ratgeber:
- Beim Arzttermin „weiche Knie" und Harndrang

Graphites

Häufig ist Graphites, das Reisblei, bei hormonellen Störungen mit Unterfunktion der betroffenen Hormondrüsen angezeigt. Leitsymptome aus dem Arzneimittelbild wie depressive Stimmung, mangelnder Antrieb, Neigung zur Fettleibigkeit, Gallensteinen und Verstopfung sowie trocken-rissige Hauterkrankungen finden darin ihre Erklärung. Bewährte Indikationen sind überschießende Narbenbildung (Keloid) und Nagelwachstumsstörungen.

Anwendungsgebiete in diesem Ratgeber:
- Haarausfall bei Chemotherapie

Hypericum

Hypericum (Johanniskraut) ist in der Pflanzenheilkunde als Nervenmittel bekannt. Speziell bei Traurigkeit und Niedergeschlagenheit ist es bewährt. In der Homöopathie ist es ein wichtiges Verletzungsmittel, speziell wenn Nerven geschädigt sind. Als Leitsymptom dient die Trias von Taubheit, Kälte und Schweregefühl des betroffenen Areals.

Anwendungsgebiete in diesem Ratgeber:

- Schmerzen, wenn die schmerzhaften Stellen sich taub, kalt und schwer anfühlen

> **Achtung!** Aus der Pflanzenheilkunde ist bekannt, dass Hypericum (Johanniskraut) den Stoffwechsel anderer Medikamente beeinträchtigen kann.
> Teilen Sie daher Ihrem Onkologen unbedingt mit, wenn Sie Johanniskraut einnehmen.

Ignatia

Ignatia (Ignazbohne) ist eine Giftpflanze. Menschen, denen Ignatia als homöopathisches Mittel gut tut, sind emotional sehr instabil. Ignatia ist ein tiefgreifendes Kummermittel.

Anwendungsgebiete in diesem Ratgeber:

- Die Diagnose ist unbegreiflich, unvorstellbar. („Das kann nicht sein!“)
- Angst und Unsicherheit, Kloß im Hals
- Herzrasen, Atemnot, häufiges Seufzen

Ipecacuanha

Ipecacuanha (Brechwurzel) ist ein gutes Beispiel für das Ähnlichkeitsprinzip. Kennzeichnend sind große, anhaltende Übelkeit mit ständigem Brechreiz. Erbrechen bringt keine Erleichterung. Es ist ein gutes Mittel bei Keuchhusten (anfallartiger Husten). Patienten haben eine Abneigung gegen jegliche Nahrung. Ruhe verbessert die Symptome, verschlimmert werden sie abends und nachts, durch Bewegung.

Anwendungsgebiete in diesem Ratgeber:

- Speichelfluss, Übelkeit; die Zunge sauber; kolikartiger Durchfall und hellrote Blutungen
- Erbrechen lindert die Übelkeit nicht; Bewegung verschlimmert den Zustand

Lachesis

Lachesis (Buschmeisterschlange) ist nach der griechischen Schicksalsgöttin benannt, die den

Lebensfaden abschneidet. Sie ist eine Giftschlange. In der Homöopathie ist Lachesis ein wichtiges Konstitutionsmittel, die entsprechende Persönlichkeit ist durch widerstrebende Emotionen und Impulse geprägt.

Anwendungsgebiete in diesem Ratgeber:

- Nach der Diagnose: Schlafen in die Verschlimmerung hinein, morgens nach dem Aufwachen ist der psychische Zustand schlimmer.
- Angst und Unsicherheit, insgeheim Neid auf die Gesunden
- Herz-Kreislaufbeschwerden, nach dem Schlafen schlimmer
- Schlafstörungen im Zusammenhang mit erhöhtem Blutdruck oder als Nebenwirkung anderer Medikamente

Mezereum

Mezereum (Seidelbast) ist in der Homöopathie ein wichtiges Arzneimittel bei Hautbeschwerden und Herpes zoster (Gürtelrose).

Anwendungsgebiete in diesem Ratgeber:

- Gürtelrose im Bereich des Bauches

Natrium chloratum (Natrium muriaticum)

Natrium chloratum (Natrium muriaticum, Natriumchlorid, Kochsalz) ist ein wichtiges homöopathisches Konstitutionsmittel. Die Beschwerden sind häufig Folge von langem Kummer, die wiederkehrenden Gedanken an ein traumatisches Ereignis, eine Verletzung oder Zurückweisung lassen die Person zunehmend „erstarren“. Sie kann die Vergangenheit nicht abschütteln. Die Grundstimmung ist traurig, introvertiert, der Betroffene möchte nicht über die Probleme sprechen und lehnt Trost ab. Auch können die Beschwerden durch Sonne oder Seeluft hervorgerufen werden. Nachmittags und abends, im Liegen und in frischer Luft sowie am Meer sind die Beschwerden besser. Morgens zwischen 9:00 und 11:00 Uhr, durch Trost und Zuspruch, durch direkte Sonnenbestrahlung verschlimmern sie sich.

Anwendungsgebiete in diesem Ratgeber:

- Innerlicher Rückzug nach Diagnose, kein Bedürfnis nach Aussprache, Kommunikation und Zuspruch
- Bezug zu Flüssigkeitshaushalt
- Gürtelrose mit wässrigen Bläschen

- Durchfall oder Erbrochenes haben eine wässrig-schaumige Konsistenz
- Landkartenzunge
- Bestrahlungsfolge: Haut reagiert mit „Mallorca-Akne“

Nux vomica

Nux vomica (Brechnuss) ist eine indische Giftpflanze. Typisch für die Patienten, die Nux vomica als Konstitutionsmittel brauchen, ist ein nervöses, reizbares, cholerisches Temperament. Oft treten die Beschwerden in Folge von Überarbeitung, Ärger und einem zu hohen Konsum von Kaffee, Alkohol und Tabak auf. Magen- und Darmprobleme sind häufig. Häufiger, vergeblicher Stuhldrang. Abends, durch Wärme und Feuchtigkeit verbessern sich die Beschwerden. Nach Mitternacht und frühmorgens, nach dem Essen, durch Reizmittel, scharf gewürztes Essen und geistige Überanstrengung verschlimmern sie sich.

Anwendungsgebiete in diesem Ratgeber:

- Erwachen gegen 3:00 Uhr morgens, Wachliegen über mehrere Stunden, Zerschlagenheitsgefühl am Morgen

- Entzündungen aus heiterem Himmel, quasi wie ein Absturz.
- Erbrechen und Übelkeit: Erbrechen lindert die Beschwerden
- Verstopfung mit Krämpfen (spastische Obstipation)
- Narkoseprobleme (z. B. Schwindel, Übelkeit)

Okoubaka

Okoubaka (Rinde von Okoubaka aubrevillei). Homöopathisch wird es eingesetzt, wenn die Beschwerden durch die Kombination von Verdauungssymptomatik und „Vergiftung" gekennzeichnet sind. Sie sind Folge von Nahrungsmittelvergiftung, Nahrungsmittelunverträglichkeit, Medikamenteneinnahme o. Ä.

Anwendungsgebiete in diesem Ratgeber:
- Erbrechen, Übelkeit, Magen-Darm-Verstimmungen, Durchfall aufgrund von Unverträglichkeiten, Medikamenteneinnahme, Vergiftung oder Allergien
- Verstopfung: Darm träge, ohne Spannung (atonische Obstipation)
- Ausleitung über Bauchspeicheldrüse und Darm

Opium

Hinweisend auf Opium, gewonnen aus dem getrockneten Milchsaft von Fruchtkapseln des Schlafmohns, sind Symptome wie unter Drogen, also sowohl Schläfrigkeit und Betäubung, ohne erkennbare Reaktionen auf Ansprache oder äußerliche Reize, aber auch Erregungszustände mit Überempfindlichkeit der Sinnesorgane.
Bläuliche Gesichtsfarbe, starkes Schwitzen, Darm- oder Blasenlähmung nach Operationen, wieder Aufbrechen alter Wunden, dabei geringe Schmerzempfindlichkeit. Abkühlung bessert, Wärme und schlafen verschlimmert.

Anwendungsgebiete in diesem Ratgeber:

- Sie sind wie betäubt, Sie verstehen eigentlich gar nicht, was gesagt wird oder erregen sich so sehr, dass Sie sich nachher an kaum etwas erinnern können
- Verstopfung nach Operationen oder durch Schmerzmittel

Achtung: Aufgrund arzneimittelrechtlicher Regularien ist die Potenzhöhe bei Opium C12.

Phosophor

Das chemische Element Phosphor ist besonders reaktionsfreudig. Auch die Menschen, denen das homöopathische Phosphor hilft, sind geistig sehr beweglich, agil und intelligent. Sie sind überempfindlich gegenüber Sinneseindrücken, gleichzeitig schnell erschöpft und brauchen immer wieder kleine Ruhephasen.

Anwendungsgebiete in diesem Ratgeber:

- Sie haben Angst vor dem Alleinsein
- Sie können nicht mehr auf der linken Seite schlafen
- Schwäche, Überanstrengung, Fatigue: Der Geist will, der Körper nicht
- Blutungen nach der Operation

Pulsatilla

Pulsatilla (Pulsatilla pratensis, Wiesenküchenschelle) ist ein homöopathisches Konstitutionsmittel, das früher gerne Frauen zugeschrieben wurde. Typisch ist ein anhänglicher, herzlicher, empfindsamer, aber auch eher weinerlicher Charakter. Beschwerden treten häufig in Folge von vorangegangenen Arzneitherapien (Eisenpräparate, Antibiotika), hormonellen Umschaltphasen

(Pubertät, Klimakterium) auf. Fette Speisen und Backwerk werden nicht vertragen. Zuwendung, Spazierengehen an der frischen Luft verbessern die Symptome, Wärme und Ruhe verschlimmern sie.

Anwendungsgebiete in diesem Ratgeber:

- Angst und Unsicherheit: unwillkürliches Weinen, regelrechte Weinausbrüche
- Geschmacksveränderungen, Alles schmeckt zu stark gewürzt, sogar Wasser. Geschmacks- und Geruchsverlust
- Herzklopfen und beschleunigter Herzschlag
- Reaktionen nach Gabe von Checkpoint-Inhibitoren
- Wechseljahresbeschwerden
- Gefühl, dass ein neues Kapitel im Leben beginnt

Ranunculus

Ranunculus bulbosus (Knolliger Hahnenfuß, Butterblume) ist in der Homöopathie ein Mittel für die Haut und das periphere Nervensystem. Die Beschwerden treten besonders im Brustbereich auf.

Anwendungsgebiete in diesem Ratgeber:
- Gürtelrose im Bereich des Bauches

Rhus toxicodendron

Rhus toxicodendron (Giftsumach) wird in der Homöopathie eingesetzt, wenn Erkrankungen oder Beschwerden als Folge von feuchter Kälte oder nach Durchnässung oder als Folge von Überanstrengung (körperlich und/oder geistig) auftreten. Bewegungszwang abends. Langsame Bewegung bessert.

Anwendungsgebiete in diesem Ratgeber:
- Schwäche/Überanstrengung
- Schmerzen: Sie haben einen Bewegungsdrang, und langsame Bewegung bessert auch.
- Gürtelrose im Bereich der Extremitäten
- Entzündungen. Nach Überanstrengungen, gerötete Zungenspitze und Gliederschmerzen.

Staphisagria

Staphisagria (Stephanskörner) ist ein Konstitutionsmittel für eher schüchterne Menschen, die auf alles von außen sensibel reagieren, Demütigungen lange unterdrücken und dann Wutanfälle bekommen oder vor Wut zittern können.

Anwendungsgebiete in diesem Ratgeber:
- Nach der Diagnose: große Wut, heftige Gefühlsausbrüche
- Angst und Unsicherheit: Zorn auf die ganze Welt, körperliche Reaktion mit Blasenentzündung oder Gerstenkorn
- Minimalinvasive Operation („Schlüsselloch-Chirurgie")
- Gefäßschutz bei Chemotherapie, Entzündungen an der Punktionsstelle

Sulfur

Der Schwefel hat wohl die meisten Symptome in seinem Arzneimittelbild und ist deshalb so etwas wie ein Universalmittel, speziell, wenn es sich um eine unübersichtliche Symptomatik mit vielen Einflussfaktoren handelt. Es wird in der Konstitutionstherapie gerne zu Beginn angewendet, um Ordnung zu schaffen. Juckende Hautausschläge, auffallend rote Lippen, Hitzewallungen und Heißhunger auf Süßes sowie morgentlicher Durchfall, der aus dem Bett treibt, sind Leitsymptome.

Anwendungsgebiete in diesem Ratgeber:
- Wechseljahresbeschwerden

Thuja occidentalis

Der Lebensbaum ist homöopathisch angezeigt bei Neigung zu Warzenbildung, wiederkehrenden Infektionen bei Wetterwechsel und Nässe/Kälte sowie Beschwerden nach Impfungen. Es besteht eine allgemeine Frostigkeit und Schwäche mit dem Gefühl, der Körper falle auseinander. Feuchtes Wetter verschlimmert, Wärme hingegen bessert ebenso wie Bewegung und Absonderungen des Körpers. Die Schweiße treten häufig einseitig, an unbedeckten Körperteilen, auf, Haarwuchs und/oder Haarausfall an ungewöhnlichen Stellen ist ein weiteres Leitsymptom.

Anwendungsgebiete in diesem Ratgeber:
- Haarausfall bei Chemotherapie

Veratrum album

Veratrum album (weißer Germer) ist eine Giftpflanze. Homöopathisch wird er bei Kreislaufkollaps mit extremer Kälte, Blauverfärbung und

Schwäche, kaltem Schweiß, Erbrechen, Durchfall, Krämpfen eingesetzt.

Anwendungsgebiete in diesem Ratgeber:

- Fatigue aufgrund von Durchfällen mit Kreislaufkollaps
- Durchfälle mit Kreislaufkollaps

Vinca

Inhaltsstoffe aus Vinca minor, dem Immergrün, werden als Chemotherapeutika (z. B. Vincristin) genutzt. Die homöopathische Anwendung bezieht sich auf das Leitsymptom Haarausfall, wenn die Haare grau nachwachsen.

Anwendungsgebiete in diesem Ratgeber:

- Haarausfall bei Chemotherapie

Der Autor

Dr. Michael Elies, Facharzt für Allgemeinmedizin, Naturheilverfahren, Akupunktur und Homöopathie, ist Mitglied des Vorstandes und beratender Arzt von Natur und Medizin. Er war von 1989–2019 Lehrbeauftragter für Geschichte und Entwicklung der Homöopathie an der Heinrich-Heine-Universität Düsseldorf und langjähriger Dozent der Deutschen Ärztegesellschaft für Akupunktur. Er ist Autor zahlreicher Fachbücher und Ratgeber.

Die Autorin

Prof. Dr. Annette Kerckhoff, BSc Komplementärmedizin und European Master of Health Promotion ist seit fast drei Jahrzehnten auf die laienverständliche Vermittlung von Gesundheitswissen und Selbsthilfemaßnahmen spezialisiert. Sie hat zahlreiche Ratgeber und Patienteninformationen geschrieben und über die Pionierinnen der Naturheilkunde geforscht. An der DHGS (Deutsche Hochschule für Gesundheit und Sport) baut sie den Studiengang Medizinpädagogik auf.

Die Buchreihe *Was tun bei ...* im KVC Verlag

Alkoholabhängigkeit – Homöopathie und Komplementärmedizin

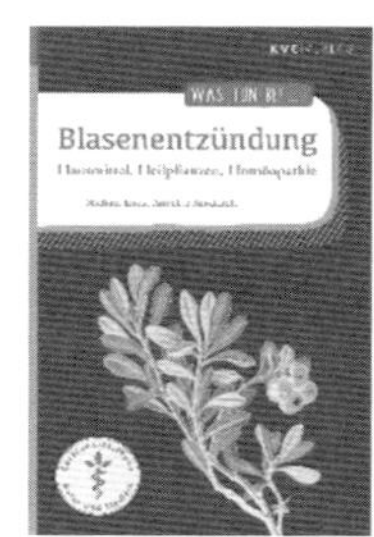

Blasenentzündung – Hausmittel, Heilpflanzen, Homöopathie

Bluthochdruck – Mind-Body-Medizin und Naturheilkunde

Colitis ulcerosa und Morbus Crohn – Naturheilkunde und Integrative Medizin

Demenz – Vorbeugung und Selbsthilfe

Depression – Homöopathie und Komplementärmedizin

Diagnose Krebs – Homöopathie und Schüßler Salze

Endometriose – Homöopathie und Naturheilkunde

Grauer Star und Altersweitsichtigkeit

Grippe und Infekte – Vorbeugung und Selbsthilfe

Heilfasten

Heuschnupfen – Homöopathie und Naturheilkunde

Husten – Naturheilkundliche Selbsthilfe

Kopfschmerzen von Kindern

Krebs und Nebenwirkungen der Therapie – Selbsthilfestrategien und wertvolle Tipps

Mittelohrentzündung – Homöopathie und Naturheilkunde

Nackenschmerzen – Naturheilkunde und Selbsthilfe

Nagelpilz – Selbsthilfe und Naturheilkunde

Nasennebenhöhlenentzündung – Naturheilkunde und Homöopathie

Osteoporose – Vorbeugung und Selbsthilfe

Parkinson – Selbsthilfe und Komplementärmedizin

Post-COVID – Selbsthilfe bei postviralen Beschwerden

Prüfungsangst – Selbsthilfe und Naturheilkunde

Raucherentwöhnung

Rheuma – Naturheilkundliche Therapie

Schlafstörungen – Selbsthilfe und Schlaftypen

Schlaganfall – Vorbeugung und Nachbehandlung

Schmerzen – Akupressur, Homöopathie und Naturheilkunde

Trauer und Verlust – Pflanzenheilkunde und Homöopathie

Trockene Augen – Naturheilkundliche Selbsthilfe

Wechseljahresbeschwerden

Wundheilung nach Operationen

Zahnfleischentzündung – Störungen im Mundraum naturheilkundlich behandeln

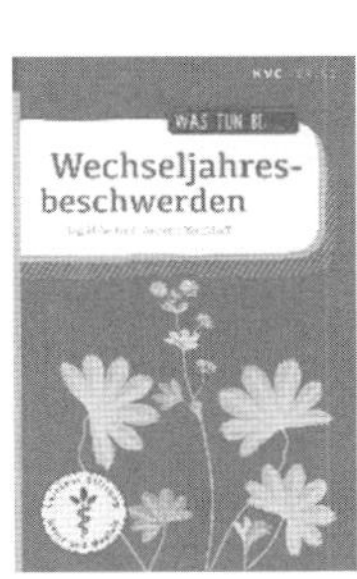

Natur und Medizin e. V. – Eine starke Gemeinschaft

Ob Pflanzenheilkunde, Schüßler-Salze oder Blutegeltherapie – die Komplementärmedizin ist ausgesprochen vielseitig. Natur und Medizin e. V. und seine fast 20.000 Mitglieder unterstützen die Carstens-Stiftung seit 40 Jahren dabei, Naturheilkunde und Homöopathie wissenschaftlich zu erforschen.
Das Ziel ist eine integrative Medizin, in der moderne Erkenntnisse und traditionelles Wissen, Hochschulmedizin und Naturheilkunde gemeinsam wirken.
Unser Auftrag besteht darin, die Bevölkerung über Nutzen und Anwendung von Naturheilkunde und Homöopathie zu informieren. Bücher aus dem eigenen Verlag, unsere Mitgliederzeitschrift und exklusive Ratgeber nur für Mitglieder sowie vielfältige Informationen auf unserer Internetseite und in den sozialen Medien liefern fundiertes Wissen und geben Tipps zur Selbsthilfe.
Mit Ihren Mitgliedsbeiträgen, Buchkäufen und Spenden ermöglichen Sie nicht nur wichtige und wegweisende Forschung, sondern Sie tun etwas Gutes für Ihre eigene Gesundheit.
Werden Sie Mitglied, spenden Sie für die Komplementärmedizin, empfehlen Sie uns weiter! Schreiben Sie uns oder rufen Sie uns bei Fragen oder Empfehlungen gerne an – wir freuen uns, dass Sie sich engagieren!

Weitere Informationen erhalten Sie unter:
Natur und Medizin e.V., Am Deimelsberg 36, 45276 Essen
Telefon: 0201/56305 70 | www.naturundmedizin.de | www.kvc-verlag.de | www.carstens-stiftung.de